EN PREMIÈRE LIGNE

BENJAMIN ROSSI

EN PREMIÈRE LIGNE

Témoignage

ÉDITIONS PRISMA

ISBN : 978-2-8104-3244-8

À Sophie, tu as rejoint l'océan
et le songe des baleines.

« Si vous trouvez que l'éducation
coûte trop cher, essayez l'ignorance ! »
Abraham Lincoln

Première partie

Mon Covid

* L'auteur a choisi de conserver « le Covid » au masculin, la féminisation du mot étant intervenue après le début du récit.

Chapitre 1

Tout est devenu réel pour moi le 10 mars 2020. Ce jour-là, mon savoir théorique s'est trouvé dépassé, le Covid a jailli dans mon intimité.

Quand le téléphone sonne dans mon ancien appartement rue Marcadet, au bout du fil, je reconnais la voix caractéristique du Dr Chakib, virologue à l'hôpital Avicenne. C'est un biologiste qui mesure tous les paramètres liés aux infections dues à un virus. D'habitude je l'appelle pour récupérer les charges virales de patients VIH. Il a ce timbre souriant et rassurant. Cette fois-ci, il m'appelait pour mes résultats : ma PCR « SARS-CoV-2 » était positive, avec un adénovirus en bonus. Deux virus pour le prix d'un ! Autant bien faire les choses.

Ça avait commencé la veille par une toux sèche. Rien d'alarmant dit comme ça. Mais à chaque latte de cigarette, des petites quintes me prenaient. Elles ne venaient pas de la gorge, ni des bronches, mais de loin, près de la plèvre. J'avais déjà vu des images de l'infection sur des coupes de scanner, le genre d'images de mauvaise qualité publiées dans les articles scientifiques. À présent, j'en étais sûr : de telles lésions devaient donner une toux de ce genre.

Le matin de son appel, je prenais le RER, direction l'hôpital du 93 où j'exerce. Cette fois, j'y allais pour me faire tester. Pour l'occasion, je mets un masque dans les transports. À l'époque, à part quelques Asiatiques en transit, personne n'en portait, c'était encore incongru. « Les masques ne sont pas utiles en population générale », avait dit le ministre de la Santé, secondé par quelques infectiologues. Des photos avec des types le visage couvert de soutif ou de sachet d'emballage amusaient les réseaux sociaux. J'avais l'impression qu'on me regardait de travers, j'osais à peine lever la tête. La fièvre se manifesta à mon arrivée à l'hôpital. J'avais 39 °C. Un écouvillon, deux petites larmes, et je partais en quatorzaine.

En rentrant à la maison, pressentant que je serais positif, j'ai fait le plein de courses. Juste le temps de prendre des monticules de pâtes, des sauces en tout genre qui ne m'ont guère servi une fois venue l'anosmie, du papier-toilette aussi pour ne pas faire mentir la légende. Dire que l'on est devenu nombriliste à notre époque, c'est surélever notre centre de gravité réel d'un décimètre.

À la caisse du *Franprix*, une vieille dame vidait son cabas à côté de moi. J'essayais de respirer doucement pour éviter la diffusion de mon air qui me paraissait fétide (technique à l'efficacité incertaine qui, jusqu'à preuve du contraire, n'a pas été validée par la Haute Autorité de santé). J'avais l'impression de mettre en danger tous ces gens, y compris la caissière qui scannait mes articles. Il me semblait porter sur le front un écriteau « pestiféré ». Je me suis senti sale. Comme ces types dans les films qui se savent malades, mais qui partent prendre l'avion pour rentrer chez eux. Je plongeais avec eux dans l'océan de médiocrité. Moi qui m'étais raconté des fables sur moi-même.

Chapitre 2

Mon premier sentiment fut la honte. J'ai été infecté par mon premier patient Covid-19. Jolie performance pour un infectiologue. On explique les mesures à prendre, on pense professer la bonne parole, et la réalité, c'est qu'on se fait avoir… Quelques semaines avant, j'avais donné un cours à des médecins généralistes sur cette infection. Histoire des coronavirus, infection, incubation, symptômes, létalité, mesures barrières. J'avais même tenté une ou deux blagues. Un cours bien théorique puisque je n'avais encore jamais vu un cas. Paradoxe éternel du savoir de bureau qui, coupé de la stupeur du terrain, assène des vérités tronquées en attendant l'arrivée des petits-fours. Je repensais à tout cela, tandis que je sentais mes symptômes s'aggraver.

Enfermé dans ma salle de bains d'un mètre carré douche comprise, je vomissais sans arrêt. Au début, je ressentais essentiellement des troubles digestifs, sans savoir si c'était la toux qui provoquait ces reflux ou la maladie elle-même. Face à la cuvette, je naviguais entre le ridicule de ma négligence, la culpabilité d'avoir probablement contaminé certains de mes collègues lors de la cellule de crise de la veille et la colère contre le manque de masques. Ce n'était pas faute d'avoir prévenu les autorités de santé sur la dangerosité de la situation. Mais l'Agence régionale de santé (ARS) nous incitait à envoyer tous les prélèvements des patients suspects dans trois hôpitaux, La Pitié Salpêtrière, Necker et Bichat. Or chacun de ces trois services de virologie ne pouvait effectuer qu'une vingtaine de PCR par centre et par jour, pour un bassin de population de dix millions d'habitants. Nous-mêmes n'avions pas obtenu l'autorisation de faire des PCR dans notre laboratoire, alors que nous étions l'hôpital le plus proche de l'aéroport de Roissy, d'où venaient la plupart des cas : c'était absurde !

Et précisément… maintenant que j'étais contaminé, la question du comment m'assaillait. Mon premier patient revenait du Pakistan, territoire soi-disant épargné par l'épidémie. Il était arrivé à l'hôpital fin février et présentait des symptômes similaires aux miens : je l'avais reçu pour une suspicion d'infection digestive. Nous avions voulu le tester pour le Covid, mais à l'époque, impossible, malgré nos demandes réitérées. Seuls les patients revenant de Wuhan ou de Lombardie étaient dépistés, selon les recommandations de l'époque. Dix années de médecine balayées par une « doctrine » pondue dans un bureau. Comble de l'esprit procédurier, cette mesure devait être prise par un infectiologue d'un centre expert, afin qu'au bout de la chaîne, la responsabilité ne soit pas attribuable à l'administration elle-même. Cela signifiait que si je voulais tester un patient, je devais appeler un autre médecin débordé qui me répondait : « OK, mais je ne peux pas tester tout le monde, on nous recommande de ne tester que les patients qui reviennent de Wuhan et de Lombardie, alors désolé pour ton patient… » Ainsi, les infectiologues de ces centres experts, érigés malgré eux en messies des tests, transformés surtout en standardistes du vide, comme s'ils n'avaient pas suffisamment de travail avec leurs patients, devaient donner des recommandations auxquelles ils ne croyaient pas, gérer une pénurie de tests qui n'était pas de leur fait, contenir la colère de leurs collègues rendus à se rouler par terre pour obtenir une autorisation, en endossant la responsabilité de leurs décisions. Toutes ces limitations, ces autorisations... Parfois on aimerait que le pouvoir se manifeste autrement que par sa capacité à restreindre.

Nous avons dû attendre que mon patient soit intubé pour avoir enfin le droit de savoir : il était positif, sans qu'on ait pu l'isoler selon les protocoles sanitaires Covid. Un cas suspect et un cas avéré, dans un contexte de manque de moyens, n'étaient pas logés à la même enseigne. Il m'a contaminé ainsi que d'autres personnes. Malgré ses quarante-trois ans et aucun autre problème de santé, il est décédé en réanimation à Bichat.

Quarante-trois ans... J'en avais trente-six. Je repensais au visage du jeune médecin chinois, le Dr Li, mort du Covid à trente-trois ans. Et si je crevais moi aussi ? Lors de ma présentation devant les médecins généralistes, j'avais justement utilisé sa photo, avec le mot « grippette ? » écrit en dessous. Je m'étais montré plutôt rassurant, même si je m'interrogeais sur la gravité réelle de ce virus. Ce n'est pas tous les jours qu'une grippe tue un mec de trente-trois ans sans autre problème de santé. Et dire que j'en avais fait une *slide*...

En me remémorant cette scène, je me dégoûtais. Quel genre de salopard fallait-il être pour utiliser la mort d'un type, entre deux coupes de champagne, pour servir un propos théorique ? Sur le moment je n'avais même pas saisi le cynisme de la situation… J'imaginais à présent un jeune type ambitieux utiliser la photo souriante de ma page Facebook après mon décès, pour illustrer son topo sur la pénurie de tests et de masques, avec une question rhétorique du type : « mort évitable ? ». Finir en avatar de la débilité de notre système ne faisait vraiment pas partie de mes plans de vie.

N'empêche, les yeux dans l'abîme de ma cuvette, je me sentais abattu. Il y a des « je vous l'avais bien dit » qui ne nourrissent aucun orgueil. Le premier soir, en boule sur mon canapé, emmitouflé dans ma couette, j'étais effondré.

Chapitre 3

Comment j'en étais arrivé là ? Je ne savais plus. Je me rappelle Nice, le ciel sans nuages de mon enfance. La médecine n'a jamais été pour moi une vocation. J'y suis venu un peu par hasard, ou plutôt, ce sont les hasards de la vie qui m'y ont conduit. J'étais un enfant d'une timidité génétique et d'une indécision industrielle. Mon père était lui-même quelqu'un de pudique, comme ma mère. C'est une pudeur qui n'exigeait rien, mais qui nous laissait responsables de nos choix, mon frère et moi. Le rêve pour beaucoup ; pourtant se déterminer seul, sans opposition, ne m'était pas simple. Je voulais défier l'avenir sans m'attaquer à mes propres contradictions.

Après quelques mois en prépa scientifique, je finis par m'inscrire en médecine pour y suivre des copains. C'était aussi le chemin que mon frère avait ouvert. J'ai traversé ces années facilement, mais je ne m'y retrouvais pas. La confrontation quotidienne au morbide, ces odeurs d'hôpitaux entre le désinfectant et les déjections des malades, les néons, les visages livides sous la lumière crue, et la hiérarchie quasi militaire. Je cherchais un sens, j'avais le sentiment d'être monté à bord d'un train dont je ne pouvais sauter. Coincé sur les rails de mes doutes, j'avançais en me rassurant, persuadé que le moment viendrait.

Le moment est venu, mais pas comme je l'attendais... La vie sait nous tendre ses surprises, comme autant de colis piégés.

J'étais en cinquième année de médecine quand mon père est tombé malade. Un cancer du pancréas, tout comme mon grand-père. Forme familiale peut-être. J'ai détesté tous les médecins qui ont pris en charge mon père. Leur manière arrogante d'étaler leur impuissance. C'était une colère tenace. J'ai eu du mal à m'en débarrasser. J'ai eu du mal à pardonner. Depuis, j'ai plusieurs fois ressenti cette colère dans le regard des familles de mes patients. Cette fois, elle m'était adressée.

En parallèle, l'air que j'inhalais en médecine était devenu irrespirable. Toutes les craquelures dans la carapace des médecins me sautaient aux yeux. Ce manque de modestie face à la vie. Ces pilotes d'un avion qu'ils appelaient « santé » qui s'écrasait systématiquement.

Pourtant, ils trimbalaient leur orgueil à longueur de prise en charge. C'est ce qui est arrivé à mon père. Après l'échec de la pose d'une prothèse biliaire, soi-disant par « le meilleur spécialiste », son état s'est dégradé : infection, obstruction de prothèse, réintervention. Pendant ce temps perdu, il ne pouvait commencer sa chimiothérapie. Il s'affaiblissait avant même d'avoir commencé le traitement. Je suis encore hanté par les images de lui, plié en deux par les douleurs de pancréatite à cause de cette foutue prothèse, et mon frère, ma mère et moi, suppliciés à patienter sagement dans la chambre, pendant qu'il gémissait. Nous avons essayé d'appeler l'infirmière : « Mon frère est médecin, je suis étudiant en médecine, on ne peut pas lui prescrire des antalgiques ? » Non, il fallait attendre que les médecins reviennent de leur staff, puis de leur pause déjeuner… Trois heures atroces dans la chambre. Comment pouvions-nous accepter un système où la prescription d'antalgiques ne pouvait être qu'à la charge des médecins ? Les infirmiers pourraient très bien le faire. À la fin de cette infection, il avait perdu dix kilos. En fin d'hospitalisation, il a dit au médecin que sa jambe était gonflée et que ce devait être une phlébite. Ce dernier lui a répondu que ce n'était rien. Le lendemain, mon père était de retour à l'hôpital pour une migration de la phlébite au niveau des poumons : il venait de faire une embolie pulmonaire.

Tout était trahi. Je me suis retourné, dirigeant injustement ma colère vers lui : « Pourquoi m'as-tu conseillé de faire médecine ? C'est un boulot de con, je les déteste, je déteste tout ça. » Je ne me suis jamais pardonné la dernière conversation que j'ai eue avec mon père. Déjà parce que c'était faux. Il ne m'avait jamais dit de faire médecine. À peine m'avait-il encouragé quand je tâtonnais à cette époque absurde des choix de vie. Ensuite parce que ce fut notre dernière discussion. Mon père, qui avait toujours apaisé mes états d'âme, ne pouvait formuler de réponse adéquate à cette colère d'un post-adolescent nombriliste, qui pensait encore à lui dans un moment pareil. Fragilisé par sa santé et ses problèmes pour respirer, il n'a, pour la première fois de sa vie, ni pris le temps de me répondre, ni de me rassurer. J'avais franchi les bornes de l'égoïsme. Il me demandait de franchir celles de l'enfance.

Ensuite, tout est allé très vite. Tant de vie, de bienveillance, d'intelligence, aspirées par l'infâme maladie et ses acolytes, les médecins. Cette colère contre mon milieu professionnel a perduré longtemps après sa mort. Et même si j'ai compris qu'ils n'étaient pas coupables des injustices de la vie, j'ai quand même gardé une certaine rancune envers cette caste, si proche de la maladie, si loin des gens...

Chapitre 4

Que faire ? J'étais mon premier patient et faute de mieux sous la main, j'avais quand même emporté une boîte de Nivaquine en quittant l'hôpital, comme un doudou chimique. Elle était à présent posée sur la console, à côté d'un fatras de masques et de stylos. Debout dans le couloir, je la toisais, circonspect.

Cet appartement, je n'en pouvais plus. Tout était abîmé ou cassé, plus rien ne marchait. À force de ne pas prendre le temps de m'en occuper, il pourrissait sur pied comme une dent dévitalisée. Je regardais cette boîte posée, à peine éclairée par la lumière dure du couloir sans applique. Elle me sortait d'un coup de mes réflexions en vase clos.

Sur la Nivaquine, il n'y avait pas grand-chose dans les études scientifiques. Moi, j'avais été intrigué par une étude chinoise sur l'efficacité antivirale *in vitro*, c'est-à-dire dans des boîtes de culture. Mais les hommes ne sont pas des boîtes pétries. Même si, à force, on l'oublie. Combien de traitements fonctionnent très bien *in vitro* et ne fonctionnent pas chez l'homme ? Et peuvent même s'avérer délétères...

Utiliser des traitements non démontrés pouvait s'avérer dangereux. Mais là, je ne faisais courir de risque à personne si j'en prenais. Je repensais à ces médecins qui avaient expérimenté sur eux des traitements ou des maladies. Je m'inventais une vie rêvée d'aventurier comme Carrion, ou Curie, dans mon salon, avec une molécule commercialisée disponible en pharmacie. Deux comprimés plus tard, l'amertume m'avait immédiatement écœuré.

Pendant les deux jours qui suivirent, la fatigue et la fièvre, assistées par une ribambelle de séries, m'ont assommé. Le flot continu des images me rappelait mon enfance devant les dessins animés. Je vénérais ces instants hypnotisants devant la lucarne magique, comme l'appelait mon père. J'en garde une sensation de tête trop remplie, de pyjama et d'odeur de coussin. Ne pas penser, ne pas réfléchir, rassurer les proches, prise de Doliprane à heures fixes. Je n'ai que le souvenir diffus d'un continuum de fièvre et d'un mal-être qui était presque réconfortant. C'était bizarre. Dans cet état vaporeux, il n'y avait aucune place pour la réflexion ou l'angoisse. La chaleur y avait quelque chose d'amniotique. Je me sentais en perfusion avec mon enfance. Tout n'était que sensation.

Le vendredi, trois jours après le diagnostic, j'ai eu un coup de mieux. J'ai décidé de fêter ce regain de forces en me préparant une pissaladière, un plat niçois à base d'anchois et d'oignons et du fameux pissalat. J'avais beau ne pas être un expert, mon plat n'était pas censé manquer de sel. Pourtant, à la première bouchée, aucun goût, *nada*. Je sale, je resale les anchois, je croque, rien. Je sens les oignons confits dans la casserole, pas d'odeur. La veille déjà, mon plat de pâtes arrosé d'une sauce arrabiata m'avait écœuré. En fait c'était la prépondérance de la consistance qui m'avait gêné, alors que je suis loin d'être difficile : dix ans de cantine scolaire et d'hôpitaux publics m'ont appris à me satisfaire de ce que la cuisine a de plus insipide. Mais ce jour-là, plutôt que de voir le problème chez moi, je m'étais indigné sur la qualité de la nourriture industrielle.

En y réfléchissant mieux, rien n'avait de goût depuis deux jours. Je me lançai alors dans une série d'expérimentations. Une clémentine. Bonne idée la clémentine, ça rafraîchit, ça sucre le bec, tout en quartier, prêt-à-manger, comme une preuve irréfutable de l'inébranlable tendresse de la Nature pour l'Homme. Je porte la première tranche à mes lèvres : infecte ! Une clémentine sans goût, passé l'explosion en bouche, c'est filandreux, ça donne un peu l'impression de mâcher une méduse. Je me précipite dans la salle de bains. Ultime test : le parfum. Mon flacon Jean Paul Gaultier. Je le dégoupille. Le geste me donne l'impression d'être un kamikaze de la haute couture. Je le pschitt sur ma main... puis directement dans la narine. À part une vague brûlure d'alcool, rien...

Il m'avait fallu deux jours et une pissaladière pour comprendre que j'avais perdu le goût.

Je titube jusqu'au salon, m'affale sur le canapé. Sonné. Et si ça ne revenait jamais ? On ne parlait pas encore de l'anosmie dans le Covid. J'allume mon ordi portable, un vieux HP qui ressemble à un paquebot, et je tape Covid-19 et *anosmia* sur PubMed, le moteur de recherche de référence sur les articles médicaux : rien, pas un article. Ni dans la presse. Ni sur Google. Un tourbillon de questions. Une spirale d'interrogations. Est-ce que c'est définitif ? D'où ça vient ? Est-ce le Covid ? Ou la chloroquine ? J'entends battre le sang dans mes tempes. Et si ça venait de là ? Je décide d'interrompre immédiatement le traitement. Dans un élan de bravade, je commence à écrire un cas clinique sur moi. Le titre : « *Anosmia in COVID-19: a case report* ». Il fallait que le monde entier sache ! Bon, je ne suis pas allé beaucoup plus loin que le titre à vrai dire... La reprise de la fièvre a fini par me démotiver. Et une fois sorti de ma convalescence, tout le monde ne parlait plus que de ça : finalement j'étais un cas banal. Cette petite aventure me confirma quand même que sans connaissance, tout n'est que panique.

Je ne sais plus si Didier Raoult avait déjà commencé son show médiatique à l'époque. Je ne m'épancherai pas sur ce moment singulièrement stupide qu'a traversé la France sur cette thématique de la chloroquine. Il est simplement important de préciser un certain nombre de points. Pour commencer, la Nivaquine, c'est de la chloroquine. L'une est le nom du médicament, l'autre est le nom de la molécule qui le compose.

Didier Raoult a par la suite préconisé l'hydroxychloroquine. J'ai vu une série de médecins et de scientifiques ergoter sur l'une et l'autre... La première étude chinoise portait sur la chloroquine, celles de Didier Raoult sur l'hydroxychloroquine, mais l'une et l'autre sont souvent utilisables dans les mêmes indications. Et étant donné que ni l'une ni l'autre n'avait fait ses preuves cliniques probantes en quoi que ce soit... Tout ce débat était la foire au tricotage des vanités.

La science, c'est le doute, le doute jusqu'à ce qu'il n'y en ait plus. Ça ennuie les journalistes et la population, mais c'est la seule méthode qui permette l'obtention de vérités infrangibles. Cette période a illustré pour moi la passion des hommes pour les croyances. Mais en affirmant sans preuve suffisante que les masques n'étaient pas nécessaires, que la chloroquine était un remède miracle, ils ont affaibli la science. Ils ont à leur corps défendant mis sur un plan d'égalité croyance et science. Un tandem dangereux dans une période troublée.

Peu importe comment le remède fonctionne, si la démonstration suit une méthodologie suffisamment rigoureuse, cela entre dans le domaine de la science. La méthodologie de la preuve, c'est ça la science. Elle permet de trancher entre impression et réalité. Elle est un rempart. Elle n'a pas de préjugé. Certains de ses représentants peuvent en avoir, mais pas elle. Elle est juste une méthode de réflexion sur la façon de démontrer telle ou telle chose. Une fois la preuve obtenue, elle permet de poser une pierre dans le jardin de la connaissance. Sans émotion ni jugement, juste par démonstration.

J'aimerais collectivement et pour le bien de tous qu'on laisse la science avancer à son rythme. Aujourd'hui, un voile d'obscurantisme rôde. Dans la volonté d'accepter ou de ne pas accepter la réalité des démonstrations scientifiques, d'y opposer des croyances, de devenir agressif face aux résultats des études scientifiques, j'ai parfois l'impression d'un glissement. Au Moyen Âge, on a déjà muselé la science sur l'autel de la croyance. J'espère que nous serons capables d'écouter encore la raison. J'espère que l'obscurantisme moderne qui parcourt les réseaux sociaux n'achèvera pas sa course par des autodafés.

Chapitre 5

Dans le reflet de la vitre, mon visage s'était creusé. Manifestement j'avais perdu du poids, cinq kilos en une semaine. J'envisageais de revenir travailler après le week-end si mon état continuait de s'améliorer. Je pensais à Marie et Guilène, mes collègues médecins qui étaient toutes seules dans la tourmente. La quinzaine d'isolement n'était plus de rigueur pour les soignants étant donné le manque de personnel. C'est alors que je reçus une alerte sur le fil WhatsApp de notre service. Le message d'un médecin de Mulhouse, dont je copie ici les principaux extraits. C'était le 15 mars 2020.

Mulhouse,
Chers collègues,

Je me permets de m'adresser à vous pour un petit retour d'expérience sur ce que nous traversons depuis trois semaines d'épidémie Covid-19.

Les multiples appels téléphoniques que j'ai reçus depuis trois jours de collègues de l'ensemble du territoire semblent montrer que l'importance de la situation est totalement sous-estimée.

Nous avons aujourd'hui dans l'établissement 130 lits dédiés Covid occupés, 25 patients Covid ventilés en réanimation.

Depuis trois jours, nous sommes submergés aux urgences par un flux incessant de patients avec critères d'hospitalisation, AEG, hypoxémie importante, pneumopathies bilatérales... Le taux d'hospitalisation après passage aux urgences est de 40 %).

L'ouverture des lits Covid ne suffit plus, et l'établissement est quasi à bout des moyens qu'il peut déployer. La solidarité des établissements périphériques (beaucoup plus petits en taille) s'organise doucement.

Les lits de réanimation de la région sont saturés, et impossible de trouver des respirateurs pour ouvrir de nouveaux postes de réa.

Depuis hier, la mortalité dans les secteurs de gériatrie est majeure, et les cas symptomatiques dans les Ehpad très nombreux, occasionnant des difficultés/choix en régulation.

J'ai réuni hier un collège de spécialistes (réa, infectio, med interne, pneumo, gériatre, urgentiste) afin de fixer des indications aux différentes filières, et plus clairement les critères (notamment d'âge) de limitation d'accès à la réa.

En vingt-quatre heures nous avons une vingtaine de décès Covid+ au sein de l'établissement.

Les équipes commencent à s'épuiser, avec un absentéisme qui grandit, lié à des cas positifs, même si la solidarité est importante.

Durant ces quinze derniers jours, toutes les mesures que nous avons prises ont été dépassées et donc insuffisantes dans la journée même, tant la cinétique est exponentielle.

Il est primordial que chacun de nos établissements se prépare rapidement, et profite de cette période pour anticiper tous les problèmes liés à cette crise sanitaire sans précédent.

Merci d'insister par tous vos relais pour que chacun puisse s'y préparer au mieux.

Ci-dessous la cinétique de nos appels au 15 (nous faisons 160 000 DRM annuels, soit env. 450/jour).

Le soir même la fièvre me reprenait, et la toux s'était muée en essoufflement. Impossible de dormir. Je ne faisais clairement pas une forme asymptomatique. Au contraire, je subissais un rebond inflammatoire…

Où cela me situait sur la courbe des décès ? Cet essoufflement, je ne savais pas s'il était lié à l'angoisse ou à la maladie. Une nuit blanche dans ce qu'elle pouvait avoir de plus noire. À l'aube, je décidai de sortir. Je n'avais pas mis le pied dehors depuis une semaine. Je ne voulais pas inquiéter mes proches en leur demandant de faire cette course pour moi. La lumière crue du matin, aveuglante, irrita mon parcours jusqu'à la pharmacie. Masqué dans la rue, je sentais mon haleine rendue acide par le jeûne. Mon masque, je le tenais d'une boîte que m'avait fait porter l'ARS par trois policiers. Livraison premium. Ils n'ont pas dû faire ça longtemps… Je voyais les gens qui se baladaient comme si de rien n'était. Je zigzaguais de trottoir en trottoir pour les éviter, avec au cœur la joie de l'évadé et la gêne du coupable. Le pharmacien avait placé une vitre en plexiglas. Cela me rassurait. Par contre cent vingt euros le saturomètre, l'instrument qui permet de mesurer son taux d'oxygène à domicile… Ce n'était clairement pas la crise pour tout le monde. On en trouvait à quinze euros sur Internet, ça faisait une belle marge.

Une fois le saturomètre acheté, j'ai passé ma journée avec le machin sur le doigt. Oscillations anxieuses à 92 %, puis plus calmes à 95 %... Hôpital ou pas ? Si oui, où ? Bichat à côté de chez moi ? Le message de mon collègue de Mulhouse ne m'y incitait pas... Je me doutais de l'état dans lequel devaient se trouver les urgences. Je me rappelais mes gardes. Des gens partout, pas de moyens, la fatigue blafarde, les cris. J'avais assisté à une scène assez dingue qui m'avait marqué lors de ma première garde à Lariboisière. Un couple de toxicomanes se plaignait de douleurs. Ils voulaient de la morphine. Mon chef refusait. Il était de dos et tenait le mari agité par le manque. Sa femme juste derrière cria : « Ne touchez pas mon mari ! » Elle prit une chaise et l'assomma. Mon senior s'effondra par terre. La théorie s'écrasait déjà sur le mur violent de la pratique. Alors là, avec le Covid... Non, pas envie d'aller aux urgences... J'ai préféré m'asseoir sur mon lit, adossé au mur en fixant mon saturomètre... En silence, dans le désordre entrelacé de drap, de couette et de chaussettes, j'ai pensé au grand bleu. La mer me manquait. Cette nuit me plongeait dans un océan alcyonien. Seul le son de mon souffle surnageait.

Malgré la fièvre persistante, l'aube m'apporta son sommeil réconfortant. J'avais passé le pire. Nous étions le 16 mars 2020. Le soir, le président de la République annonçait le confinement.

Chapitre 6

Alors que la France se réveillait sonnée et enfermée, je me sentais mieux et je me lançai dans une bibliographie exhaustive sur le virus. On ne savait pas grand-chose de ce virus, il n'empêche que des milliers d'articles étaient déjà sortis. Les humains avaient l'art de brasser le vide. Au milieu du marasme, je récoltai des informations sur des traitements potentiels du Covid afin de préparer mon retour. Notamment un anti-IL6 qui semblait stopper la cascade de réactions inflammatoires que provoquait le virus chez certains. Le principe était intéressant.

J'en profitai aussi pour repenser à ces sacrosaintes « doctrines de l'ARS », le nom n'est pas de moi, mais bien d'eux. L'Agence Régionale de Santé d'Ile-de-France diffusait toutes les semaines depuis début février ses consignes sur la prise en charge des patients Covid. Ça n'avait aucun sens. En plus des prélèvements, il fallait aussi envoyer les patients suspects Covid dans les trois centres, autrement dit, toute personne ayant des symptômes grippaux. En période hivernale, cela représentait la moitié des consultations… c'était intenable ! Aucun hôpital n'a pu respecter cette directive…

Et pour ne pas saturer le Samu, les doctrines de l'ARS recommandaient que les patients les moins graves se rendent dans ces centres par leurs propres moyens. Pas sûr que d'envoyer les suspects Covid dans le RER B, qu'on sait bondé, soit la meilleure manière d'endiguer la propagation de l'épidémie…

J'imaginais alors l'homme qui avait rédigé ces directives. Je me le représentais en haut fonctionnaire complètement débordé au plus fort de la crise. Je l'avais surnommé Jean-Miche. Une sorte de Pierre Richard du Covid. Parfois, je lui donnais les traits d'un stagiaire étourdi, qui, sur un malentendu, s'était retrouvé propulsé à la tête du « plan virus » à l'ARS. Mais le plus souvent, je l'imaginais cravaté, issu d'un milieu bourgeois gentiment déconnecté, qui veut faire de son mieux mais qui n'a jamais mis un pied à l'hôpital. Il a passé sa vie à animer des réunions, en prenant un certain plaisir à « libérer la parole » des uns et des autres. Mais fatigué de chercher à définir son « périmètre d'intervention », ce qui veut dire en langue plus prosaïque « trouver à quoi il sert », il a vu dans la crise du Covid une opportunité nouvelle. On lui offrait une chance de se rendre utile ! Le problème, c'est qu'il avait atterri à cette place parce qu'il était formaté… bien qu'il ait eu la banalité de croire qu'il avait gravi les échelons grâce à sa singularité. Quelqu'un qui a passé sa vie à mettre en application des procédures existantes a-t-il suffisamment d'imagination pour s'adapter à une situation inédite ?

C'est le problème qu'on rencontre le plus souvent en médecine : l'adaptation nécessite une connaissance intime du terrain… tandis que tout se décide dans des bureaux, loin des hôpitaux.

Chapitre 7

Nous nous appelions régulièrement avec Hannah. Notre histoire avait commencé par un coup de foudre. Séparés depuis peu de temps, nous nous retrouvions à présent. Ses appels me faisaient du bien. Son tempérament me permettait de lui parler sincèrement de mes états d'âme sans avoir à la rassurer.

Je repensai plus calmement à ma situation. Pourquoi avais-je toujours refusé les propositions prestigieuses ou mieux rémunérées ? Je regardais les choses d'un œil neuf. Cette sérénité retrouvée me laissait entrevoir des éléments de réponse.

En 2006, le doyen de ma faculté était venu parler lors de l'enterrement de mon père. Il avait fait un long discours contre notre volonté. Il faisait partie de ces gens qui ne laissaient pas passer l'occasion de se mettre en avant. Je m'en veux encore de ne pas avoir réagi. Deux mois après, j'étais en stage d'externe dans son service (le stagiaire fait de la paperasserie et des observations médicales le matin à l'hôpital, et suit ses cours l'après-midi). En étant à la fois professeur, doyen, élu au Conseil Général, adjoint au maire et expert judiciaire, il n'y était pas souvent.

C'était l'été précédant le concours de l'internat. Un matin de juillet, je ne pus me rendre en stage, j'avais rendez-vous chez le notaire pour la succession. Il m'avait convoqué dans son bureau. J'avais tenté de lui expliquer mes raisons, pensant qu'il comprendrait.

– Tu crois que parce que tu es le fils de Bernard Rossi, tu peux tout te permettre ? Tu es ici dans mon service et puisque tu te permets de ne pas venir, je ne validerai pas ton stage, m'avait-il lancé avec une certaine satisfaction.

Un mois après l'enterrement et ses fausses condoléances, il me montrait son vrai visage. Sans validation, je ne pouvais pas finaliser mon internat. Ma mère touchant une petite pension de réversion, il me fallait être indépendant. J'étais à un an de toucher un salaire, il me renvoyait à deux...

À la rentrée, j'étais largué. Mes anciens collègues de promo usaient d'un dialecte que je connaissais pas. Ils se mettaient à jargonner des termes médicaux qui me paraissaient abjects. Je n'avais pas ouvert un livre de médecine depuis presque un an. Mes amis d'enfance m'avaient pris par la main et m'avaient aidé à récupérer le niveau. Je pensais qu'il s'agirait d'une année blanche. La menace du doyen qui planait et mon retard me laissaient peu d'espoir...

À la fin de la sixième année, un concours national départage les 6000 étudiants français. En fonction de son classement on choisit sa spécialité et sa ville. C'est souvent l'occasion pour les doyens de mesurer le niveau de leur faculté par rapport aux autres. C'est pour eux quelque chose d'important.

À la remise des résultats, le doyen avait préparé une cérémonie dédiée aux meilleurs étudiants de la promotion de Nice. Il fut tout aussi surpris que moi de me voir monter sur l'estrade. Il m'avait félicité, le sourire figé du menteur aux lèvres. J'avais mis la main sur le micro pour camoufler ma voix : « Monsieur le doyen, dois-je en déduire que mon stage dans votre service est validé ? » Il était face à ses contradictions.

Ce classement n'a pas fait de moi un bon médecin. Il ne voulait rien dire. À peine prouvait-il que j'étais conforme. Je cochais prodigieusement les cases du stéréotype. Capable de retenir parfaitement les choses qui m'ennuyaient mais qui étaient au programme. Ma profession, je l'ai apprise sur le tard, grâce à certains praticiens extraordinaires que j'ai rencontrés dans mon cursus. Je me rapprochais de ceux dont j'enviais l'instinct. Il s'agissait souvent de « simples docteurs » qui exerçaient au lit du malade.

A contrario, j'associais les postes honorifiques à ce doyen. Dès qu'une personne manifestait de l'ambition, je ne pouvais m'empêcher de considérer cela comme négatif. La promotion des carrières à l'envie sélectionnait pour moi les profils égocentrés avec un biais impardonnable. Et plus on montait les strates, plus ceux qui restaient normaux s'épuisaient au milieu des requins. Je préférais mettre de la distance entre eux et moi.

Je pensais agir contre un système et je réalisais que je n'agissais que contre moi. De fil en aiguille, cette fuite m'avait poussé à faire une série de choix inconscients. Aujourd'hui le constat était là : je faisais chaque jour deux heures de RER pour travailler dans un hôpital sans moyens. Dans quel état allais-je retrouver l'hôpital après cette retraite philosophique où j'avais beaucoup trop tourné autour de mon nombril ?

Le dimanche, veille de mon retour au boulot, j'avais peur comme la veille de la rentrée des classes. C'était l'anniversaire de ma mère. Je l'avais appelée plein d'entrain, ça me rassurait de jouer celui qui rassure. « Mais non, ne t'inquiète pas maman. Joyeux anniversaire, hein. » En réalité, j'étais effrayé, même si mes craintes étaient bien en deçà de ce que j'allais trouver.

Deuxième partie

Journal de guerre

Lundi 23 mars 2020,
jour de reprise à l'hôpital.

Deux semaines après mon infection, délesté de dix kilos, je flotte dans mon pantalon. Je tousse toujours. Sur le chemin, pas un chat, Paris s'ennuie en silence. Dans les transports, les premiers de corvée sont blacks, antillais, rebeu, pas un Blanc sur le quai du RER. Un message de la RATP avec une voix au timbre neutre me donne l'impression d'être dans une fiction : « Si vous êtes dans les transports aujourd'hui, c'est que vous faites partie des activités de première nécessité. Le réseau RATP tient à vous dire merci », le tout suivi d'applaudissements mal enregistrés, clap clap clap. On se serait cru dans *1984*.

Quand j'arrive à l'hôpital, j'ai encore peur d'infecter mes collègues. On sait encore si peu de choses sur le virus. L'idée d'être le vecteur d'une contamination me pétrifie. Je saisis mieux l'appréhension de certains de mes patients VIH qui, malgré leur charge virale indétectable, n'arrivent pas à enlever leur capote pour avoir des enfants, complètement hermétiques à mes paroles rassurantes.

Pourtant, dès l'entrée, je comprends que je suis à côté de la plaque. Mes craintes sont obsolètes. Ici c'est la guerre. Marie et Guilène se sont réparties avec les internes sur deux étages. Le deuxième étage, abandonné depuis plusieurs années, a été armé en lits, ordinateurs, affaires, tant bien que mal, pour accueillir les patients Covid que les urgences vomissent chaque jour. Finis les cafés d'équipe, les déjeuners ensemble le midi, le self est fermé. On prend un plateau de patient réchauffé au micro-ondes seul dans son bureau. J'ai l'impression que tout le monde tousse derrière son masque.

Marie m'explique au pas de course, avec cette énergie trop vive, le nouveau fonctionnement de l'hôpital.

Premier point : on a adapté le logiciel informatique pour accélérer la saisie des informations et des comptes-rendus Covid.

Deuxième point : les certificats de décès, bien cocher « mise en bière immédiate dans un cercueil simple » et « obstacle au don du corps ».

Troisième point : interdiction de faire venir les familles.

Quatrième point : des recommandations de traitement ont été mises au point, comme ça tout le monde s'y retrouve. Problème, aucun traitement ne fonctionne…

Je comprenais l'immensité du travail qu'elles avaient abattu ces deux dernières semaines, la joie vampirisée par des décisions dures, dans un contexte angoissant, devant une maladie qu'on ne connaissait pas. Marie dormait chez sa voisine partie en province pour ne pas contaminer son mari et ses enfants. Au cas où…

Je prends le pouls de mon nouvel étage. Vingt-cinq patients au deuxième, vingt-cinq au troisième, la réanimation pleine et le soin intensif de cardio (USIC) transformé en soin intensif Covid. Treize jours auparavant, nous n'avions qu'un seul patient… Jamais l'hôpital n'a été frappé ainsi.

Quand je pense qu'on a comparé cette pandémie à une grippe ! Lorsqu'on a cinq patients hospitalisés pour grippe dans le service sur l'hiver, on se dit « la grippe est sévère cette année… » Là, tout l'hôpital ne faisait plus que du Covid.

Je dois récupérer M. Arthur, un patient de soixante et onze ans sous quinze litres par minute. Cela correspond au débit maximum d'oxygène que l'on peut donner avec un masque de haute concentration. L'homme a été récusé par la réanimation. Je ne comprends pas, ce patient n'a pas de problème de santé grave, il doit pouvoir aller en réa. Le réanimateur, d'une voix vide, me dit qu'il n'y peut rien. Quand il n'y a plus assez de place, on privilégie les patients qui ont le plus de chance de survivre. C'est terriblement dur. C'est la réalité.

Pour le moment, personne n'est encore sorti vivant de réanimation. Je rappelle le cardiologue qui gère l'USIC, il est épuisé, déboussolé. Tous les patients étaient sous hydroxychloroquine et azithromycine ou lopinavir, mais rien ne fonctionnait. Je me sens impuissant, pourtant il faut faire quelque chose ! Je repense à l'étude sur les anti-IL6 (Tocilizumab). Les recommandations de la Haute Autorité de santé ont contre-indiqué les corticoïdes et restreint l'usage des anti-IL6 aux études cliniques. Impossible de monter une étude : nous n'avons pas de comité d'éthique, pas de comité de protection des personnes, pas le temps de lancer un appel à projets… Toutes ces procédures sont trop longues et trop lourdes pour un petit hôpital comme le nôtre. Je cours à la pharmacie. Ils sont en train de gérer les stocks de médicaments de confort, morphine, midazolam, pour les patients qui partent. Je leur parle des anti-IL6. Je leur montre l'étude chinoise que j'avais lue en préprint. On discute. On ne peut pas rester sans rien faire. Mais quand on prescrit des traitements hors autorisation de mise sur le marché (AMM), c'est notre responsabilité qui est engagée. Celle des médecins qui prescrivent et des pharmaciens qui délivrent. Personne ne nous aidera si on se plante. Le chef de service d'orthopédie, Paolo, nous dit qu'en Italie, ils l'utilisent et que les retours sont prometteurs. On doit faire quelque chose. On décide de mettre notre responsabilité en jeu. On va le faire. Ils acceptent. Je pars avec une dose de ce traitement pour mon patient, je rejoins le cardiologue en USIC. Il est d'accord, le patient aussi, on va tester. Pourvu que ça marche…

Mardi 24 mars 2020

Je me suis réveillé plusieurs fois cette nuit, j'ai fait des cauchemars à cause de mon patient sous anti-IL6, et d'un autre malade, M. Bertha, soixante-neuf ans, entré lui aussi la veille. Il est obèse, au fond de son lit. Déjà hospitalisé depuis quelques mois, il a attrapé le Covid à l'hôpital. Dans mon rêve, les deux patients luttaient pour chercher de l'air. Je m'attendais à les retrouver morts en arrivant à l'hôpital. Au réveil, mes cauchemars me poursuivent : je réalise tout à coup que M. Bertha a été mis sous azithromycine dans le cadre du protocole, mais qu'il est déjà sous colchicine. L'association est contre-indiquée. Inquiet d'un possible effet secondaire, je pars à toute vitesse de chez moi. Quand j'arrive à l'hôpital, la sécurité me bloque à l'entrée, j'ai oublié mon badge. On est enfermé avec le Covid. Je vérifie la prescription, ouf, l'azithromycine n'a pas été dispensée par la pharmacie !

M. Arthur va mieux sous anti-IL6. Il est passé de 85% de saturation à 97% sous quinze litres d'oxygène. J'appelle Véronique à la pharmacie, elle est d'accord, elle en commande des stocks.

La famille de M. Bertha arrive, elle veut le voir. C'est impossible, on essaie de les calmer. En parallèle, il se dégrade lui aussi. Le réanimateur est prêt à le prendre parce qu'il est assez jeune, mais il n'a qu'une place. Mais étant donné son terrain et toutes ses insuffisances, il n'a que très peu de chance de se remettre d'une intubation. Tandis que M. Arthur, même s'il est plus âgé, pourrait peut-être survivre. On discute âprement, une vie ou l'autre, c'est sordide.

Une autre patiente est en fin de vie à côté. Son fils appelle, il veut être sûr qu'elle a eu de l'hydroxychloroquine. Je lui prescris du Tocilizumab, mais le temps manque, elle décède avant de recevoir la première dose. Je rappelle sa famille, qui s'effondre. Je leur explique qu'ils ne pourront pas voir le corps. Je raccroche. Le silence envahit la pièce.

Mon interne, Louise, est choquée à mes côtés. Je la comprends. Les familles amènent aux urgences un proche pour de la fièvre et ils récupèrent trois jours plus tard un cercueil fermé. La règle est dure, surtout que le risque de contagion est considérablement plus grand quand les patients respirent encore. Ces procédures sont difficiles à justifier.

M. Arthur se dégrade en fin de journée. J'ai donné mon téléphone à M. Bertha pour qu'il appelle sa fille, lui va bien sous quinze litres. Brutalement, alors qu'il venait de raccrocher, M. Bertha fait un arrêt cardiaque, on ne réussit pas à le récupérer. Tout allait trop vite ! On n'y comprend rien. Même si je pense qu'un transfert plus précoce en réanimation n'aurait rien changé, on n'est pas préparé à ces décès à la chaîne dans nos services de médecine. Habituellement, on a un décès par mois maximum dans nos unités, pas cinq par jour. Quand est-ce que ce cauchemar se terminera ? Au bout du couloir, je vois M. Arthur descendre en réanimation.

À côté de moi, Marie me souffle du haut de son mètre quatre-vingt :

– Après cette épidémie, je crois que je vais changer de métier…

Mercredi 25 mars 2020

Je dors chez Hannah depuis la sortie de confinement, nous avons décidé de redonner une chance à notre histoire. Gare du Nord, je me fais contrôler par la police qui me laisse passer quand je montre ma carte de médecin. J'ai l'impression de faire partie du FBI. À l'hôpital m'attend notre cheffe de service, Elena. Elle tient depuis des années ce service à bout de bras. C'est moi qui l'avais contaminée pendant la cellule de crise au début de la pandémie. Heureusement, elle a fait une forme peu grave : deux jours de fièvre, accompagnée de quelques myalgies. Elle m'avait envoyé un message la veille, plein d'appréhension. Je lui avais répondu « médicalement simple, moralement difficile ». Elle arrive chargée d'énergie et d'optimisme. C'est la première fois qu'on se retrouve tous les quatre, ensemble, comme avant.

Je la débriefe rapidement : on a commencé à prescrire les anti-IL6 hors autorisation de mise sur le marché. Ça la fait tiquer. Je lui raconte tout, les nouvelles procédures, la nécessité d'un espoir, la validation de la pharmacie, les patients qui s'accumulent, la surcharge de la réa. Elle décide d'encadrer les prescriptions de ce traitement lors d'un staff dédié, tous les jours à quatorze heures. Je regarde s'il y a des places en réanimation en Île-de-France : quarante places dans le 92, il est dix heures. On part du principe que l'on va transférer des patients. Je lui parle du problème des jeunes qui viennent à l'hôpital, à qui on demande de se confiner chez eux, et deux jours après leurs parents débarquent pour mourir dans nos services. Ce serait bien qu'on puisse réquisitionner l'hôtel en face de l'hôpital pour les isoler. On se dit qu'on va en parler à l'ARS. Brusquement Guilène s'effondre en larmes. Ça faisait deux semaines qu'elle se battait, elle était à fleur de peau. Ce moment ensemble nous a redonné l'impression de faire front. Mais en même temps, lui a donné le sentiment qu'on remettait en cause ce qu'elle avait fait. Ce n'était pas du tout ça, elle le savait. Elles avaient tellement travaillé.

À midi, l'état d'un de mes patients, un jeune de trente-cinq ans, s'aggrave rapidement. Je tente de le rassurer. Il a deux enfants, il est stressé, il a besoin d'être intubé. Je lui dis que tout ira bien. Je n'y crois pas. La réanimation ne ramène toujours personne.

Puis tout s'enchaîne, rien ne se passe comme prévu. Le laboratoire m'appelle : ils ne peuvent plus faire de tests PCR Covid car on n'a plus d'écouvillons. Comment peut-on ne plus avoir d'écouvillons ? Improbable pénurie, va-ton devoir stériliser des cotons-tiges ? Un autre patient qu'on avait mis sous hydroxychloroquine/azithromycine fait un trouble du rythme cardiaque, on le transfère en unité de soin intensif. À quinze heures, j'ai faim, je n'ai pas eu une seconde, je fais une réunion avec la pharmacie, je veux commander des anti-JAK, un autre traitement qui pourrait être intéressant pour calmer la tempête inflammatoire du Covid-19. C'est ce que pense en tout cas le mari d'Elena qui est Professeur à la Pitié. Seize heures : réunion avec nos réanimateurs, ils nous apprennent qu'il n'y a plus de place en réa dans toute l'Île-de-France, on ne peut donc plus transférer. Ils pensent que nous devrons doubler nos lits d'ici quarante-huit heures. On espère que les premiers effets du confinement se feront sentir bientôt. Six patients sont déjà intubés... au bloc opératoire, faute de place en réa.

Je suis de garde vendredi et dimanche, je m'attends au pire. Quand nous rentrons en voiture avec ma cheffe de service, il est vingt heures. L'optimisme du matin est déjà émoussé. Notre silence est étourdissant. Bienvenue dans le quotidien version Covid-19.

Jeudi 26 mars 2020

J'attends Elena qui m'emmène en voiture ce matin. Pas de RER. Je suis sous un cerisier, ses pétales tourbillonnent comme dans les mangas. Le printemps est arrivé par la petite porte cette année. Il fait beau, la France est confinée en plein soleil. Double peine. À notre arrivée à l'hôpital, il y a des patients partout aux urgences. La morgue est pleine, ils ont mis un deuxième container frigorifique sur le parking à côté de la pharmacie. On ouvre vingt-cinq lits supplémentaires en diabétologie pour accueillir toujours plus de malades...

Une question me taraude : où sont les patients atteints de drépanocytose, cette maladie des globules rouges qui habituellement provoque des crises douloureuses lors des épidémies de grippe ? On s'attendait à les voir débarquer en nombre… On n'en a vu aucun chez nous. Est-ce que cette maladie les protégerait du Covid ?

Le frère d'Elena, réanimateur à Versailles, nous explique qu'il connaît une situation analogue à la nôtre, il ne peut plus transférer de patients : les hôpitaux parisiens préparent le prochain pic. Même ceux qui ont encore des places ne prennent plus nos patients les plus graves pour garder des lits pour les leurs… Dans ce combat de pauvres, il est de plus en plus difficile de maintenir une solidarité.

Notre région est sous-dotée, on court à la catastrophe.

Vendredi 27 mars 2020

Je suis réveillé le matin par un coup de fil d'une journaliste de LCI. Ils cherchent un infectiologue convaincu de l'efficacité de la chloroquine.

Le père d'un ami leur avait raconté que j'avais testé ce traitement sur moi. Amusant que cette expérience de deux jours, qui me paraît déjà appartenir à une autre époque, me vaille cet appel. D'autant que les résultats sur mes patients comme sur moi m'avaient plutôt convaincu de son inefficacité. La mortalité des patients traités est la même que celle des non-traités. Pour autant, il faut faire de vraies études pour établir une réponse solide et pas celle complètement grotesque qui circule. Il est hors de question que je participe à un débat « pour ou contre.» Au téléphone, je m'emporte. Je lui dis qu'à force de simplifications l'humanité n'est plus capable d'entendre qu'un discours binaire. La croyance personnelle d'un professeur d'université n'a pas plus de valeur que celle d'un boulanger dans le domaine scientifique tant qu'elles ne se basent pas sur des études solides. Les scientifiques ne sont pas les détenteurs de la vérité, mais de la méthodologie qui permet d'y aboutir : une méthodologie de la preuve. Sans preuve, pas de vérité.

Finalement ma position intéresse la journaliste…

J'ai failli rater l'horaire du Skype. Un couple âgé sans masque et essoufflé passe devant moi. J'ai peur pour eux. Je les imagine sous masque à haute concentration. Vu leur âge, pas de place en réanimation pour eux. Je réalise que depuis quelques jours, quand je croise des gens dans la rue, je me demande instinctivement s'ils seront pris ou non en réanimation. Réa, pas réa… Comme un jeu obscène. Avant, je faisais de la médecine diagnostique. Aujourd'hui, je fais du soin intensif sans les moyens ni la préparation. À force de prioriser ceux qui ont le plus de chance de s'en tirer, j'ai l'impression d'insulter l'espoir. Nous sommes mis en défaut. Les décisions sont terribles…

Le Skype se termine. Je pars dans la foulée à l'hôpital.

Le personnel s'affaire dans les unités Covid. Des pédopsychiatres sont venus spontanément aider les équipes ébranlées. Le travail de quelques-uns est devenu le devoir de tous. Il règne une ambiance de ruches silencieuses,

Et tout à coup, une nouvelle incroyable se répand… Une première patiente est sortie vivante de réanimation ! On l'a mise au troisième étage. Aussitôt colportée, elle éclaire les visages, dessinant des sourires de bureau en bureau, d'étage en étage, de service en service. Tout le monde se réjouit. Enfin un peu d'espoir !

À vingt heures, j'entame ma garde au troisième étage justement, c'est Iris qui me donne les transmissions. C'est elle qui a pris en charge cette fameuse patiente, Mme Cristobal.

– T'es pas au courant ? Depuis son extubation, elle n'a plus de voix, la pauvre, me lance-t-elle avec un certain suspense... On l'a mise en chambre double faute de place. Sa voisine, une Covid pas très sévère, a fait un malaise curieux hier aprèm. Un truc psy ou de l'hystérie. Je demande un avis, mais le psychiatre n'a pas voulu venir dans l'unité. Il a eu peur, je crois. Bref, sans la voir, il me dit de la mettre sous anxiolytique. Mais franchement elle était devenue clairement bizarre. Ce n'était pas que de l'angoisse. Finalement la nuit arrive. Et je pense tout à coup que Mme Cristobal m'avait demandé un somnifère et que j'étais partie en oubliant de le lui prescrire. Je m'en suis voulu, mais c'était trop tard. Et là l'infirmière entend du bruit dans leur chambre. Elle entre et tu ne sais pas ce qu'elle voit ? Elle trouve la patiente bizarre en train d'essayer d'étrangler sa voisine ! Qui ne pouvait pas appeler à l'aide puisqu'elle n'avait plus de voix. Tu te rends compte ? Elle a failli tuer notre première patiente sortie vivante de réanimation !! Merde, pas celle-là ! Heureusement que j'ai oublié de lui donner ce somnifère, t'imagines ? La chance ! Si elle ne s'était pas réveillée, et si l'infirmière n'était pas passée par là, elle serait peut-être morte !

Samedi 28 mars 2020

Nuit horrible... Quatre patients passées en soins palliatifs, et j'ai eu l'impression de voir décompenser tous les autres. J'ai prescrit des anti-IL6 à tour de bras.

Pour couronner le tout, on m'avait collé un orthopédiste de cinquante ans dans les pattes, à « former », qui venait de Tours. Comme si les gardes n'étaient pas suffisamment lourdes, il fallait faire de la formation, et en plus de nuit. Hasard, il est de la famille de M. Doly, un des patients que j'ai mis sous Toci pour une forme grave. Je leur laisse ce moment à deux.

Je rentre de ma garde vers onze heures, chez Hannah. Un policier m'arrête, me demandant une attestation de déplacement. On doit s'auto-autoriser de sortir maintenant sous peine d'amende. Je ne retrouve pas ma carte de médecin. Je fais tout tomber trois fois de mon sac. Il me laisse finalement partir en me disant d'aller me coucher. Il a été sympa. Je fais une sieste jusqu'à quinze heures. Je me réveille angoissé, l'impression d'être encore malade, d'avoir des plaques sur tout le corps comme ce patient qui a fait un AVC Covid et qui est mort cette nuit. Je me gratte, j'ai du mal à respirer. En fait je n'ai rien du tout. Une hallucination.

Une fois calmé, je pense à nos infirmiers, nos aides-soignants, les femmes de ménage qui exposent leur vie pour un peu plus d'un Smic, pendant qu'une bonne partie de l'humanité bien-pensante crache sur les fonctionnaires à longueur d'année, tout en étant bien à l'abri chez eux à siroter un petit verre de rouge en attendant la fin de ce confinement qui les prive de « leurs libertés ». Je suis en colère contre Raoult, l'ARS, la HAS, le gouvernement, les gens. Ils applaudissent maintenant, mais demain ils ne nous soutiendront pas. Je sais qu'au fond ils s'en foutent.

Le soir, je passe chez Benoît, un de mes meilleurs amis. On se prépare un porc au caramel, une recette familiale qu'il a gardée de ses origines vietnamiennes. Il n'a pas vu sa femme et ses filles depuis deux semaines par peur de les contaminer : il est biologiste à l'hôpital. On discute, je vide mon sac. J'espère qu'il sortira quelque chose de bien de tout ça. Qu'on en sortira par le haut. Pour cela, il faudrait arrêter de tout simplifier. Ne pas se contenter de la pensée de l'instant. Accepter d'explorer la complexité. À force de donner aux gens des informations binaires et tronquées et de les prendre pour des imbéciles, on crée des vocations. Je raconte aussi à Benoît une sensation bizarre que j'ai éprouvée dans la journée : le monde que je croyais en expansion perpétuelle semblait se contracter. Moi qui pensais qu'on allait de découvertes en progrès, voilà qu'il se recroquevillait sur des sphères bien connues : religion, famille, frontières.

Dimanche 29 mars 2020

Je me suis réveillé épuisé. Je n'ai compris que plus tard que c'était à cause du changement d'heure. Une heure de moins, en douce. Dans ce nouveau monde du Covid, j'avais déjà perdu la notion du temps et des saisons.

À mon arrivée pour ma garde, il n'y a plus que des pyjamas rose saumon taille 0. Quand je m'habille pour aller dans les unités Covid, je ressemble à un boys band de supermarché.

Je vérifie comment ont évolué tous les patients que j'ai mis sous traitement vendredi. Des améliorations, de nombreuses améliorations inattendues, en fait. Ça me donne un peu d'espoir. Malgré tout, deux patients entrés vendredi sont partis en réa, dont une jeune de vingt et un ans. Un autre est mort. Et l'état de M. Doly s'est dégradé. Sur les dix entrées de vendredi, ce n'est pas terrible. Les gens tombent comme des mouches. Je m'occupe de transférer le père d'une de mes internes en réanimation.

À quinze heures, je suis appelé pour M. Édouard. C'est un négociant en vin. Il a soixante-cinq ans, un personnage haut en couleur avec sa chaîne en or, ses épaules larges, sa tignasse grisonnante, une force de la nature ! En tant qu'ancien gros fumeur, son poumon était déjà fragilisé, grignoté par des bulles d'air, l'emphysème. Malgré le débit maximal d'oxygène, il ne remonte pas. Je propose de faire de l'Optiflow, un appareil qui délivre près de cinquante litres d'oxygène là où un débitmètre normal plafonne à quinze litres, mais on n'a pas de machine. Visiblement, c'est la rupture de stock partout, pénurie mondiale ! La réanimatrice me dit : « Son poumon est trop abîmé, on ne l'extubera jamais. » Dire qu'il a arrêté de fumer il y a dix ans… Il n'est pas prêt à ça. Je vois sa bonne mine, cette force de la nature qui cherche l'air, les joues rouges, amoureux du vin et de la vie. Je lui dis que ça va aller, je commence à lui injecter une seringue d'Hypnovel, je pense qu'il va mourir dans la journée.

Lundi 30 mars 2020

Je sors de garde, mais j'ai décidé de rester à l'hôpital pour reprendre toutes les données sur mes patients Toci et ceux sous anti-JAK. Clairement, on a de meilleurs résultats avec le Toci. En une semaine, on en a traité quarante-cinq déjà… Par contre, j'ai remarqué qu'il semble y avoir un délai de 48h avant d'avoir une efficacité. Ceux à qui on le donne trop tard ne passent pas le cap. Pour eux ça vaudrait sûrement le coup d'ajouter un autre anti-inflammatoire : les corticoïdes. Je l'ai fait pour quelques patients ce week-end, ça a plutôt bien marché. Nous tâtonnons en direct.

M. Édouard est toujours là. J'ai essayé de le transférer dans plusieurs réanimations, mais la réponse est toujours la même. J'ai mis Louis et Areski de la pharmacie dans le coup. Leur équipe est tellement précieuse. Il faut qu'on trouve du matériel. S'il y a un moyen d'en obtenir, eux le trouveront. Nous croyons vivre dans un grand pays, civilisé et industrialisé. Pourtant, à l'hôpital, c'est le règne de la débrouille.

L'ARS a enfin fait un truc bien. Covid transfert ! Les réanimateurs commencent à envoyer par hélico ou par train des patients intubés dans toute la France. J'hallucine. C'est complètement surréaliste. Tout notre hôpital ne fait plus que du Covid, c'était impensable il y a encore si peu de temps.

Le soir je suis en duplex sur TF1 depuis mon hôpital. L'exercice me semble difficile. Il fait froid. Je n'entends et ne vois rien. J'essaie de parler des infirmières et des aides-soignants, qui sont en première ligne, mais on n'a le temps de rien. Deux minutes d'antenne. Je m'interroge : *Est-ce exprès qu'on aborde les choses avec rapidité dans le monde actuel ? Dans un tempo qui empêche toute interrogation ?*

Quand je quitte l'hôpital, les urgences sont bondées avec des gens assis par terre branchés à des rampes d'oxygène. J'ai l'impression d'être dans un dispensaire du tiers-monde. La cinquième puissance mondiale ne met clairement pas son argent dans ses hôpitaux.

Mardi 31 mars 2020

Les réveils sont de plus en plus difficiles. À quatre heures du matin, j'étais en pleurs en pensant à M. Édouard. Je l'imaginais étouffer. Toutes les réas d'Île-de-France refusent de le prendre. Mais moi je l'ai devant les yeux, je suis sûr qu'il pourrait s'en sortir. Ça m'angoisse. Impossible de me rendormir.

Quand j'arrive à l'hôpital, Marie a un doute sur l'orthopédiste que j'ai formé ce week-end, elle ne le sent pas. Après une enquête rapide, elle découvre qu'il est en fait interdit d'exercice pour un problème de mœurs… Franchement. La blague ! Déjà qu'on n'a pas beaucoup d'aide, si en plus on nous envoie des repris de justice ! Cet épisode est tellement absurde…

Tout n'est pas noir ! Nous avons un deuxième patient sorti vivant de réanimation. Ça plus les anti-IL6, dont les résultats nous encouragent, ça commence à nous ouvrir des perspectives. Les staffs se passent bien, nos internes, les « *Covid girls* », gèrent à mort, on commence à se dire qu'on fait les choses bien. On se retrouve en face de la pharmacie, unité Covid et réanimateurs, on ne forme plus qu'une grande équipe. On déjeune ensemble à côté des camions frigorifiques.

Je retourne au deuxième étage, l'esprit léger. Un patient devait revenir après une artériographie pour une ischémie des membres, un examen bénin. Quand l'ambulance arrive, le patient sur le brancard est en réalité déjà mort. C'est Marie qui le découvre. Y en a marre. Elle essaie de sourire, mais je vois bien que c'est nerveux. Qu'est-ce qu'on déguste, tous les quatre éparpillés dans nos recoins !

J'apprends dans la foulée que l'un de nos orthopédistes est aux urgences sous oxygène, qu'une de nos diabétologues est hospitalisée aux urgences de Tenon pour un Covid, et qu'un médecin généraliste du quartier vient de décéder en réanimation. Qui va-t-il rester pour soigner les autres malades ?

M. Édouard est toujours vivant, mais il manque d'oxygène. Avec Louis, on tente de fabriquer pour lui une CPAP de Boussignac à partir d'un tuto sur YouTube. Elle permettrait d'apporter de la pression positive pour garder les alvéoles ouvertes. J'ai l'impression de me transformer en MacGyver… On a le masque, la canule et le filtre, mais il nous faudrait un débitmètre de cinquante litres par minute pour que ce soit réellement efficace. Je ne sais plus comment faire, j'ai l'impression qu'on roule sur la jante depuis dix ans et qu'on nous demande d'accélérer encore.

Mercredi 1er avril 2020

J'ai mal dormi. Je me suis encore réveillé en pleurant à quatre heures du matin. Toujours le même cauchemar avec M. Édouard. Hannah a essayé de me consoler. Louis vient juste de trouver une solution : il a branché deux débitmètres de quinze litres en Y. Ça envoie de trente à quarante litres. De son côté, notre chirurgien plasticien a l'idée de créer des écouvillons avec une imprimante 3D. Et surtout des embouts, grâce auxquels on va pouvoir relier des masques Decathlon au système d'oxygène ! Pour le moment, l'air atterrit un peu trop dans les yeux des patients, mais c'est prometteur. Tout l'hôpital s'est mobilisé pour sauver la vie de M. Édouard. Malheureusement, quand ils m'appellent pour me faire part de leurs découvertes, c'était déjà trop tard. Quelques minutes plus tôt, M. Édouard était mort. Je n'oublierai jamais ses cris. Il semblait en colère contre la mort, il luttait. Je n'ai jamais utilisé de doses aussi importantes de sédatifs pour apaiser un malade… J'ai eu l'impression de le tuer pour lui épargner les souffrances de l'agonie.

Mais ces inventions serviront à d'autres, je l'espère…

L'après-midi, on discute en staff de l'ajout officiel des corticoïdes à notre arsenal thérapeutique. C'est encore contre-indiqué par la Haute Autorité de Santé, parce qu'en 2006 les corticoïdes s'étaient avérés délétères sur le SARS-CoV-1. Pourtant, nous sommes tous d'accord sur le potentiel de ce traitement. Confrontés à la maladie, nous avions rapidement réalisé que le « rebond inflammatoire » était à l'origine des formes graves et des décès. Le virus lui-même, les gens s'en débarrassaient. Ils ne mourraient pas forcément des lésions virales, mais surtout de la réaction immunitaire que leurs corps déclenchaient pour chasser le virus. Stopper cette réaction inflammatoire nous apparaît comme une priorité. Mais notre cheffe de service, qui m'avait pourtant suggéré quelques semaines plus tôt dans la voiture l'utilisation des corticoïdes, s'oppose à cette proposition. Il faut dire que le contexte était délicat, je l'avais mise au pied du mur en utilisant cette molécule pendant mon week-end de garde, sans la consulter.

On travaille sur des sables mouvants. On prend des décisions sans filet de sécurité, sans autorisation, on prend tous les risques pour nos patients, parce que nous n'avons aucune aide de nos organismes de tutelle. Si on se loupe, on sera sanctionnés, on le sait. Mais ne rien faire, c'est abandonner nos patients.

Jeudi 2 avril 2020

Je pense à tous ces couples entrés à l'hôpital ces dernières semaines. Le Covid a créé des tragédies familiales. Je pense à M. et Mme Fay, elle transférée en réanimation à l'autre bout de la France alors que lui est décédé ; M. et Mme Gonzalo., tous les deux décédés, eux sont partis en même temps. Je m'inquiète à présent pour M. et Mme Isaias, car lui est dément, c'est sa femme qui s'occupe de lui. Que va-t-il leur arriver ?

Mon étude sur les données des patients anti-IL6 m'obsède. Les résultats sont préliminaires, mais j'ai une mortalité qui passe de 25% à 10%. C'est encourageant. J'apprends qu'à Foch ils ont aussi beaucoup donné ce traitement. Nous sommes le centre où l'on en a prescrit le plus en Île-de-France. Ça commence à se savoir. On risque d'avoir des ennuis, on me l'a fait comprendre.

Dans les médias, on ne parle encore que de la chloroquine, mais cette obsession me semble dépassée. J'essaie d'alerter mes amis médecins sur Paris, mais visiblement la pharmacie centrale de l'AP-HP a verrouillé les prescriptions de ces molécules. Ils sont en train de monter des études. Le temps qu'on ait les résultats, la première vague sera terminée. J'espère qu'il n'y en aura qu'une.

En même temps, j'ai appris que M. Arthur s'en est sorti. Le premier patient que j'ai traité. On a bien fait de se battre. Chaque succès est bon à prendre. C'est la première fois que je ne suis pas en colère en attendant les applaudissements le soir.

Vendredi 3 avril 2020

Mme Isaias est morte. C'est donc ça finalement qui les attendait. Le pire scénario. J'entre dans la chambre pour faire son constat de décès. Son mari est à côté, il dort, je marche à pas de loup pour ne pas le réveiller. Que va devenir ce vieux monsieur sans sa femme pour s'occuper de lui ? Il dormait profondément avec son masque à haute concentration sur le front, qui oxygénait ses cheveux blancs. Souvent les patients Covid-19 ne sentent pas le manque d'oxygène. Je le lui remets sur le visage, il entrouvre ses yeux clairs et vifs, presque enfantins. Il me remercie. Je lui caresse un peu le front en lui disant de se rendormir. Par chance, le fait d'avoir déjà eu le Covid me permet de tenir des mains et de toucher les patients, sans gant en plastique. Le fait de pouvoir restaurer un contact avec ces naufragés hospitaliers qu'étaient devenus les patients Covid me rassurait dans mon quotidien. Le contact humain est vital pour maintenir l'espoir.

Sa femme à côté s'est maculée de bile noirâtre dans les derniers instants. On met le paravent discrètement pour qu'il ne la voie pas ainsi. Corinne et Mari-Thé s'affairent à la nettoyer pour la rendre présentable pour son mari. Je tourne les talons. Une nausée remonte derrière le masque. Je ne veux pas qu'elles le voient. Je sors de la chambre précipitamment. Mes yeux brillent trop. Je ne sais pas si c'est la toux, la fatigue ou la tristesse. J'ai toujours été sidéré par le courage et l'abnégation de nos aides-soignantes. Depuis des semaines, elles ont donné à manger, porté, lavé, parlé à Mme Isaias et, malgré l'émotion, elles réussissent encore à prodiguer leurs ultimes soins, avec douceur. Des anges du quotidien non reconnus, oubliés systématiques d'un monde qui ne valorise que l'égoïsme.

Reste le plus difficile. Prévenir son mari. Je rentre dans la chambre, Corinne et Mari-Thé ont bien travaillé. Le visage de Mme Isaias est calme et reposé. Elles l'ont changée. Je trouve qu'elle fait plus jeune. Je réveille son mari de la voix la plus douce possible. Il ouvre les yeux et sourit. Je lui dis que je suis le médecin.

– Vous vous appelez comment ?

– Je m'appelle Benjamin Rossi.

– Comment ?

– Benjamin Rossi (plus fort).

– Comme Tino.

– Oui, comme Tino.

– Vous êtes Benjamin Tino Rossi.

Je souris, je ne sais pas s'il blague ou s'il se mélange les pinceaux.

– Monsieur, je dois vous annoncer une triste nouvelle. (Il prend un air concerné, mais j'ai l'impression qu'il ne comprend pas de quoi nous parlons.) Paulette est décédée cette nuit.

Je lui tiens la main. Il a un spasme de larmes et de cris qui durent quelques secondes puis il me demande si elle a souffert.

Je lui réponds que non, qu'elle est partie dans son sommeil. Il ne savait plus bien où il était, ça faisait plusieurs jours qu'ils partageaient la même chambre, mais lui, avec sa démence, ne le réalisait que par instants.

C'est alors qu'il change complètement de sujet.

– Quel âge avez-vous ?

Je suis un peu décontenancé.

– Trente-six ans.

– Vous êtes jeune, docteur, et vous habitez où ?

Je suis gêné, Corinne sourit à côté de moi. Je ne vois pas trop où il veut en venir, mais sur le moment je lui réponds :

– Dans le 18e.

Puis immédiatement, son visage change et reprend une lueur enfantine.

– Ah, vous connaissez peut-être ma mère ?

– Votre mère ? Non, je n'ai pas eu cette chance.

Il retire son masque pour me dire un secret à l'oreille.

– Non M. Isaias, gardez votre masque, vous en avez besoin pour respirer.

Il me dit que je suis un bon médecin quand je lui remets l'oxygène sur le nez une énième fois. Il est reparti dans les méandres de sa démence. Je jette un coup d'œil à sa femme, elle présente bien. On rapproche le lit. Je sors de la chambre, les laissant pour cet ultime moment d'intimité.

Gare du Nord, la voix au timbre neutre dispense son message lunaire : « Si vous êtes dans notre gare, c'est que votre activité est indispensable à notre pays, merci à vous. » Dans la gare ça ne sent pas trop la thune. Je me dis qu'ils sont pourtant là les gens indispensables. Corinne et Mari-Thé qui font la toilette des patients. Je repense à la caissière du *Franprix* que j'ai peut-être contaminée le premier jour de mon confinement. Aux éboueurs que j'entendais pendant mes insomnies. Ils sont smicards, aides-soignants, infirmières, profs. Ils gagnent petit tandis que d'autres se gavent dans l'inutilité et l'indifférence générales. Il faudra peut-être un jour valoriser le nécessaire. Ce pourrait être une bonne amorce pour créer une société sereine.

Quand j'arrive chez Hannah, il est tard. Je ne sens plus la fatigue. Je me sens juste sale. Je repense au liquide noirâtre de la bouche de Mme Isaias.

Samedi 4 avril

Premier jour où je ne travaille pas depuis la reprise. J'essaie de me laisser aller.

Un professeur universitaire parisien m'appelle en fin d'après-midi pour me demander de ne pas publier les résultats de notre étude sur les anti-IL6. Notre étude n'étant pas académique mais fondée sur des soins courants en compassionnel, il m'explique qu'elle comporte trop de biais. La tête ailleurs, je l'écoute. Il a failli me convaincre. Et si nos résultats étaient effectivement dus à des biais ? Je ne suis pas là pour dire que j'ai la solution, je veux juste écrire cette étude pour poser la question « et si ? ». Je ne dois pas partir bille en tête en pensant que j'ai raison. Il va falloir que je travaille plus.

Dimanche 5 avril

La journée, je prépare un aïoli avec Hannah, on s'est installés sur mon balcon pour prendre le soleil. La journée a été douce, je comprends mieux la vie des autres confinés.

Lundi 6 avril

Ce matin, Elena débarque dans le bureau pour nous annoncer qu'elle a récrit elle-même le nouveau protocole de traitement en y ajoutant les corticoïdes. Après un café réconfortant tous les quatre, nous rejoignons chacun nos unités.

Anne-Sophie, une des médecins qui s'occupent du centre de convalescence Covid, me rend visite après le déjeuner. Je la sens amusée. Elle me demande si je me rappelle Mme Joséphine, une petite mamie de quatre-vingt-cinq ans, professeure des écoles à la retraite. Je m'en souviens bien. Malgré sa démence légère, elle menait une vie tranquille dans son appartement à Sevran. Elle avait été hospitalisée dans notre unité pour de la fièvre et une toux. C'est la personne qui lui faisait ses courses qui avait prévenu les médecins. Son état n'avait jamais été très grave et après avoir bénéficié d'une oxygénothérapie transitoire, nous l'avions fait sortir. Le service de soins et de rééducation de notre hôpital nous avait bien aidés pour accompagner et suivre les patients avant leur retour à domicile. On la lui avait transférée la veille. Alors Anne-Sophie l'accueille dans sa nouvelle chambre, et elle décide d'ouvrir la fenêtre pour aérer car il fait très chaud. Mme Joséphine s'est immédiatement offusquée :

– Non, surtout pas ! Refermez !

Surprise, ma collègue lui demande pourquoi. Réponse de Mme Joséphine :

– Vous n'avez pas vu à la télé ? Ils parlent d'un virus dehors !

Après avoir passé une semaine en unité Covid, ça ne s'invente pas. On rigole ensemble.

En fin de journée, je croise Valentine. Il paraît que M. Isaias lui a dit : « J'ai vu M. Tino Rossi, le maire du 18e, il est très très jeune, mais il s'est bien occupé de Paulette. » Ça me fait sourire. Quand il l'a embrassée sur le front sur son lit de mort, il a dit qu'elle était magnifique.

J'enchaîne sur la garde de nuit. À vingt-deux heures, M. Kyle décède au quatrième étage. Étant donné ses problèmes de santé et son âge, il n'était pas candidat à la réanimation. Entre la veille au soir et le matin, les médecins avaient donné des pronostics contradictoires à la famille. Le yoyo de l'espoir n'est jamais bon pour les proches. Lorsqu'on leur apprend la nouvelle, ils le vivent très mal, ils ne comprennent pas, on leur avait dit qu'il allait mieux. Au téléphone, j'entends des insultes derrière la voix de la fille qui cherche à calmer les esprits et à gérer sa propre tristesse en même temps. Ils veulent voir leur papa. Je leur explique calmement qu'on n'en a pas le droit. Ils veulent pouvoir pratiquer des rites d'ablution. Je n'ai rien contre, mais les pompes funèbres ne veulent pas et la chambre mortuaire est débordée. Je me dis qu'à force de voir des cadavres arriver, ils doivent être un peu stressés en bas à la chambre mortuaire. Alors laisser venir les familles pour faire des soins… L'infirmière me dit qu'elle ne peut pas le descendre à la morgue qui est pleine. On n'a plus de chambre seule. Il est en chambre double. Le voisin très âgé est dans le coma. Il est lui aussi en train de mourir. On décide de les laisser ensemble jusqu'à demain matin.

À quatre heures du mat', alors que je remonte faire le point, deux colosses me tombent dessus. « Je veux voir le corps de mon père ! » Ils sont prêts à me casser la gueule. Ce sont les fils de M. Kyle Je ne peux pas les laisser entrer. Là, à côté de leur père, un autre homme est en train de mourir. Mais je ne peux pas le leur dire. J'essaie de les calmer. Je leur explique que nous sommes en période de crise, qu'ils ne peuvent pas, que c'est la loi. Je n'ai vraiment pas envie d'appeler la sécurité, il y a une forme d'injustice dans cette mesure, comment faire son deuil ? Et vu le gabarit des deux fils, je ne suis pas très sûr de l'issue du conflit. Finalement, je leur promets qu'ils pourront le voir à la chambre mortuaire le lendemain matin. Je suis profondément désolé de tout cela, mais je n'y peux rien. Je leur dis que nous ne sommes pas responsables de cette maladie et des morts qu'elle engendre, nous sommes juste ceux à qui les gens, l'État, le monde ont confié la charge de nous en occuper. Que nous sommes comme eux des victimes de cette pandémie. Peu à peu ils retrouvent leur calme.

À huit heures trente, j'appelle le gars de la chambre mortuaire. Ils ne sont que deux. Ils bossent comme des dingues depuis plusieurs semaines. Il n'est pas enchanté, mais bon, il finit par accepter. On est samedi. Ça fait presque deux jours que je n'ai pas dormi. Ma garde se termine.

⋆

Ce carnet, ce sont deux semaines de la vie d'un médecin à cette période. La première vague va durer huit semaines.

Troisième partie

L'entre-deux-vagues

Chapitre 1

À la fin de la première vague, l'été était là. Cette chaleur s'harmonisait parfaitement avec nos sensations. Les liens entre les soignants dans notre hôpital avaient acquis une densité tendre. Nous avions combattu la crise ensemble. Toutes les petites frustrations, les minuscules colères, les éraflures narcissiques ne pouvaient entamer le titane de notre force restaurée. Les diabétologues, les pneumologues, les dermatologues, les allergologues, les cardiologues avec nous dans les unités Covid ; l'équipe de pédopsychiatrie, de soins palliatifs, les gynécologues, les ophtalmologues, les ORL en ordre de bataille ; les urgentistes, les biologistes, les réanimateurs au front eux aussi ; les relations avec la direction de l'hôpital étaient fluides, et même l'ARS qui s'était illustrée avec Covid transfert était à présent notre alliée ; tous, nous ne formions plus qu'un bataillon. Loin des colères de chacun, l'état de grâce était là. Je n'oublierai jamais ce moment de concorde dans la difficulté.

Certains confrères avaient pu penser au départ qu'ils pourraient éviter ce virus... Qu'il s'agissait d'une maladie qui ne les concernait pas. Qu'elle n'était pas leur cause. Mais, comme souvent, les problèmes avaient fini par déborder sur tous. Faire front ensemble restait le moyen le plus sûr de lutter. Cette entente à l'hôpital entre médecins, infirmiers, soignants et administrations, tous réunis autour d'un objectif sain et commun : soigner. À notre échelle, loin des fadaises sur les logiques de chiffres. Cette solidarité, même si elle n'était que temporaire, nous a donné l'illusion d'avoir éloigné le Covid, et avec lui le malheur et la mort. Nous étions naïfs, tout à notre joie. Notre travail applaudi, notre mission accomplie, la vie pouvait reprendre son cours, comme avant. Le Covid, on s'en était occupé, c'était fini, vous pouvez circuler, plus rien à voir…

De mon côté, j'avais gagné en confiance. J'avais l'impression que je ne laisserais plus ma vie dans les mains pernicieuses du hasard. Nous avions pris une série de décisions fortes, nous avions traité.

Ces décisions prises pour les autres me donnaient l'envie d'en prendre pour moi. Je voulais sortir du schéma d'impuissance dans lequel je m'étais moi-même emmitouflé. Je me sentais grandi, prêt à abandonner l'enfant en moi. Celui qui restait bloqué au carrefour par ses indécisions perpétuelles, celui qui avait fait du hasard une étoile polaire et qui jamais n'avait choisi de créer son propre sillon. Celui qui, il y a deux mois, enfermé dans son petit appartement avec le Covid, chouinait sur des décisions qu'il avait prises lui-même. Je voulais me donner les moyens de reprendre le contrôle sur ma vie en contrecarrant les projets que l'inertie avait pour moi.

C'est à cette période qu'Hannah et moi prîmes la décision d'emménager ensemble. Notre histoire reprenait. L'euphorie était là. La folie était grisante. Nous regardions les appartements ensemble. Hannah trouva un appartement original à Pantin – métro quatre chemins. Les flics, le bordel, un espace particulier au milieu des gens. Ces mêmes gens que l'on ne voyait plus. La vie devait reprendre ses droits. Non, c'étaient nous qui reprenions nos droits sur la vie. Après deux visites, une proposition au prix, nous signions mi-mai notre offre commune.

C'est aussi à ce moment que j'ai été invité pour la première fois en plateau sur LCI. L'expérience s'avéra très étonnante. À mon arrivée, je m'attendais à ce qu'on me maquille, et qu'on me briefe sur le déroulé de l'émission. Mais pas du tout, on me laissa assis devant le discours d'Emmanuel Macron sur grand écran. Des gens s'agitaient dans la rédac. Vu de l'extérieur, le plateau ressemblait à un aquarium géant. Je sortis un carnet et fis semblant de prendre des notes pour me donner une contenance.

Quand on m'installa en plateau pendant la pub, je me retrouvai en face de Roselyne Bachelot. Elle avait quelque chose d'immédiatement sympathique derrière son masque. Pendant que je me demandais ce que je foutais là, je la voyais me faire des signes. Elle me montrait son portable de loin, mais je ne comprenais pas ce qu'elle me disait. Je me demandais si je n'avais pas fait ou dit une connerie. À la sortie, pas du tout. Elle me demandait en fait mon 06 pour une de ses amies qui regardait l'émission. Elle était morte de rire.

Ce moment était sympathique, il avait le charme d'une récréation.

Je passais de plus en plus de temps à la pharmacie où je pouvais revoir avec Areski et Louis les données des patients de notre étude. On cherchait d'éventuels biais qui expliqueraient nos résultats si prodigieux. Nous n'avions ni la mentalité, ni le souhait de jouer les sauveurs providentiels. Nous voulions juste ne pas dire de bêtises. Deux postures se sont opposées dans le corps médical durant cette période : attendre le résultat des études scientifiques, ou bien expérimenter. Nous avions pris le parti de l'expérimentation. Nous la réservions aux patients graves, non réanimatoires, et qui nous avaient donné leur consentement. Après plusieurs vérifications de nos résultats, l'efficacité du Toci se confirmait. Plusieurs autres centres avaient eu la même démarche que nous et nous communiquaient des résultats similaires. Nous décidâmes de publier notre étude dans un article. C'est alors que certains professeurs parisiens multiplièrent les coups de fil. Je recevais des appels moralisateurs le soir me déconseillant de communiquer nos résultats, dénonçant nos méthodes, nous comparant à Didier Raoult. Je ne comprenais pas ce qui justifiait ces appels. Je m'épuisais sur des colonnes de chiffres jusque tard dans la nuit par crainte d'une erreur.

Quand les résultats préliminaires d'une étude académique parurent dans la presse, j'eus l'impression de comprendre le sens de tout cela. Leur annonce précipitée dans les médias entraîna la démission du comité de surveillance en charge de l'essai : les données n'étaient pas consolidées... Quel dommage. La science devrait se passer de nom ou de prénom.

Pendant ces après-midi à la pharmacie, je découvris qu'elle était le centre de l'hôpital. Tout le monde passait par là, c'était le meilleur endroit pour savoir quelle était l'activité des uns et des autres et ce dont ils avaient besoin. C'était une base d'observation. Je connaissais bien ce type de poste. Ma timidité de l'enfance m'avait souvent placé dans le rôle de l'observateur invisible. Celui qui analyse la vie des autres, qui, tel un scientifique, dissèque les expériences d'autrui, afin de dessiner sa propre trajectoire. Depuis le bac à sable, j'avais vu bien des timides utiliser les échecs des autres pour se construire des carrières à l'âge adulte. Je le savais, j'en faisais partie. Il peut y avoir de la fourberie dans la timidité.

À mon poste d'observation, j'entendais passer tous les ragots sur l'hôpital. De nombreux collègues préparaient leur départ. En deux mois, nous avions vu plus de morts que pendant tout le reste de notre carrière. Le coup avait été fort, la réaction le fut tout autant. L'irruption de la folie Covid n'avait pas pour autant rebattu les cartes en profondeur, les départs dont j'entendais parler étaient déjà prévus. Ils concrétisaient des désirs en jachère : tour du monde, installation en province, simple départ de l'hôpital public. Les raisons étaient disparates, mais toutes préexistaient. Le Covid n'était encore qu'un accélérateur de trajectoire.

Globalement, plus que le Covid, les soignants fuyaient la structure. La crise ne datait pas d'hier. L'été 2019 d'ailleurs, nous avions lancé une fronde quand les économies de santé avaient fait de notre hôpital qui se veut « sans papier », c'est-à-dire complètement informatisé, un hôpital « sans cartouche d'encre ». Les fournisseurs non payés depuis des mois ne nous livraient plus. Si les logiciels permettaient grâce à la sacro-sainte informatisation une traçabilité parfaite, il était toutefois devenu impossible de remettre nos ordonnances aux patients !

Cette gestion permanente en « mode dégradé » avait préparé le terrain pour les hospitaliers depuis plusieurs années. C'est pourquoi les carences de tests, de masques, n'ont étonné personne. C'est pourquoi aussi nombre d'entre nous avaient programmé de quitter ce radeau de la méduse.

La fin de la première vague a été scandée par la convivialité nostalgique des pots de départ. Alors que la France s'ennuyait en silence, dans notre hôpital, entre deux patients, nous nous retrouvions pour célébrer les départs de nos collègues, de nos amis, de nos internes, les « *Covid girls* » ; les départs comme une union sacrée entre eux et l'avenir, comme un pacte rétabli avec la vie. On fêtait Caroline, Margot ou Paul… Pour eux. Pour tout ce qu'ils avaient fait au long de leur carrière… Mais nos mémoires atrophiées par la crise s'extasiaient surtout devant le fracas des derniers combats, devant cette courte victoire sur le désespoir. Les souvenirs d'avant la crise étaient en dehors du champ de mon esprit. Essayer de les évoquer me paraissait aussi complexe que lire un traité de philosophie devant un blockbuster américain.

Nous déposions les salades de pâtes, les tartes maison, les boîtes de Haribo et les verres de Prosecco sur de grandes nappes de papier blanc autour desquelles se croisaient les blouses d'infirmières, de réanimateurs, de secrétaires, piochant une bouchée entre deux discours. Certains mettaient un terme à des années d'histoire, d'autres refermaient un livre qu'ils venaient d'ouvrir, dégoûtés d'emblée.

Les cadeaux, les déguisements, les larmes, l'assouplissement des règles de distanciation dans nos unités Covid participaient à notre sensation de victoire définitive. Cela amplifiait le côté bon enfant. Une bonne partie des personnes réunies avaient déjà été infectées, ou même hospitalisées à cause de ce foutu virus.

Nous avions été envoyés en première ligne sans matériel pour prendre en charge les patients avant même de connaître cette maladie. À présent, personne ne pouvait plus nous faire la morale sur ce que nous devions ou ne devions pas faire. Le Covid était à nous. Ces moments précieux résonnaient avec les rires qui éclataient par-ci par-là. Un son disparu pendant deux mois. Je me projetais, j'étais heureux. J'avais oublié que la projection mettait en lumière les ombres.

Chapitre 2

Le flux de patients se tarissait. L'assaut était fini. Les dernières histoires trouvaient leur dénouement, pas toujours heureux.

Alors que son état était en train de s'améliorer, soudainement M. Isaias mourut. Il s'était encore retiré son masque. Je l'imagine en train de dormir, les tuyaux sur la tête, l'oxygène dans les cheveux. Ça me fait de la peine, à moi, son maire...

À cette période, notre problématique se déporta sur une tout autre histoire. Marie débarqua à l'hôpital, amusée. Un rire jaune. Elle venait de recevoir par la poste huit contraventions pour excès de vitesse. Pour du cinquante-six, cinquante-huit, soixante kilomètres à l'heure. Chaque jour, elle en recevait une nouvelle. Le jeu consistait à savoir quand cela s'arrêterait. On se lança dans des paris ! Elle ne conduisait plus depuis longtemps, mais avec le Covid et le confinement, elle avait décidé de s'y remettre afin d'éviter de prendre les transports en commun. Personne sur les routes, la tête occupée par la crise : sa prime Covid allait passer dans ses contraventions. Plus embêtant, elle allait sûrement se faire sucrer son permis.

Après avoir payé les cinq premières, elle tenta un courrier de réclamation. Elena appuya sa demande de clémence en détaillant les circonstances particulières, les routes désertes, la période de confinement, la tension à l'hôpital. Après tout, c'était de bonne guerre.

Deux jours plus tard, Guilène nous envoya une photo de sa boîte aux lettres envahie par un monticule d'amendes. Elle était visiblement rattrapée par la patrouille. Entre collègues, j'avais l'impression qu'on jouait au PMU. Qui en recevrait le plus entre les deux ? On cherchait le tiercé dans l'ordre. Un beau départ de Marie, mais une remontada de Guilène… On pariait sur le nombre d'amendes définitives, tout le monde s'y mettait : internes, collègues, secrétaires… C'était un moyen de dédramatiser. Guilène qui habitait de l'autre côté de la terre allait rencontrer de gros problèmes pour venir travailler si elle perdait son permis. Nouveau courrier circonstancié de notre cheffe de service.

Début juin, l'une et l'autre, premiers remparts contre le Covid de notre hôpital, avaient cumulé quinze et dix-huit amendes pour excès de vitesse. Les radars automatiques ne faisaient pas d'exception. Victoire de Guilène d'une courte tête.

Cela aurait pu s'arrêter là, mais le phénomène se généralisa à tout l'hôpital. On apprit que deux pneumologues s'étaient fait épingler, plus une personne de la pharmacie et certaines de nos internes. L'hôpital sans papier allait devenir l'hôpital sans permis. Cette histoire que nous avions analysée comme l'étourderie d'une personne qui avait perdu l'habitude de conduire racontait autre chose. Au plus fort de la crise, la population bien propre sur elle et bien rangée que nous constituions avait grillé un fusible. J'étais tenté de faire une étude sur la corrélation entre le nombre de points perdus sur le permis et l'exposition aux patients Covid. Mais cela aurait été inutile. Les résultats étaient évidents. La tête dans le volant, fonçant vers un abîme nouveau, l'attitude collective avait été simple : « Le reste est secondaire, on s'en tape. »

Le départ des uns et des autres interrogeait le mien. Lors de mon confinement, j'avais ressenti un profond besoin de changement. Je pensais depuis toujours aborder la vie avec curiosité, mais sans attente particulière. Je me mentais visiblement. Mes choix m'avaient poussé trop loin. Je ne rêvais pas de sacerdoce… Il me fallait du nouveau. Quelle direction prendre ? Devais-je rejoindre les hôpitaux universitaires et accepter un peu de leur prestige ? Ou devais-je choisir un endroit mieux rémunéré ?

J'avais été contacté par deux cliniques.

Les salaires journaliers proposés avaient de quoi me faire tourner la tête. C'était tentant, de loin. Mais dès que je me rapprochais de cette idée, mon envie s'estompait. Les sacrifices que j'avais consenti à faire depuis vingt ans, je les avais faits pour des valeurs, avec en tête : le bien commun. Je n'aurais jamais tenu tout ce temps pour de l'argent. Tout jeter pour ça maintenant n'avait pas de sens. Je ne tiendrais pas deux secondes.

En plus, si je cédais aux sirènes de l'argent, à quel moment serais-je rassasié ? Comment allais-je orienter mon activité ? Vers ce qui était le meilleur pour le patient ou vers ce qui était le plus lucratif pour moi ? Je n'avais pas suffisamment confiance en moi pour prendre ce risque. J'ai souvent pensé que tout plaisir était toxicomane. J'avais vu trop de gens qui, en sautant de facilité en facilité, devenaient les bourreaux qu'ils dénonçaient.

Du coup, j'hésitais entre un quotidien plus âpre, mais avec peut-être, au bout du chemin, le bonheur fantasmé de l'intégrité, et le plaisir et ses mécaniques immédiatement nourricières, en me disant que peut-être je finirais par accepter les règles de ce monde.

Le destin m'apporta une troisième voie. Le service de médecine interne de l'Institut mutualiste Montsouris (IMM) avait retenu ma candidature. J'avais oublié que j'avais postulé chez eux avant la crise. L'année d'avant, on découvrait un cancer du pancréas à ma cousine. J'étais effondré. Elle voulait des enfants. La vie lui proposa une tout autre histoire familiale. Elle incarnait pour moi la bienveillance amusée, avec ses rires et ses regards broussailleux. Après mon père et mon grand-père, son cancer précoce confirmait l'hypothèse d'un gène familial. Un tic-tac interne avait toqué à mon thorax cet été-là.

Je passais mes soirées à m'étouffer et à vomir. La vie m'avait mis un direct au foie. C'est à ce moment-là que j'ai ressenti le besoin impératif d'avancer. Mais avancer vers où, dans un monde sans but ? J'étais allé un peu partout comme une fourmi paniquée. Prêt à me raccrocher à n'importe quoi. Je tentais des choses dans tous les sens. Bien entendu, ça ne marchait pas.

Échec de l'achat d'un appartement, échec d'une tentative de prise de poste à Tahiti, échec sentimental. J'avais postulé à l'Institut mutualiste Montsouris sans trop y croire. Un autre médecin était pressenti avec le profil parfait. Pourtant, aujourd'hui, à la fin de la première vague, ils me rappelaient.

L'équipe était super. L'endroit était beau. Je marcherais en terrain connu. J'y connaissais une médecin avec qui j'avais travaillé à l'hôpital Beaujon et à l'hôpital Pompidou. Et mon pote Benoît était biologiste là-bas. À côté de l'établissement se trouvait le parc du même nom, pointe de verdure dans l'océan gris de Paris. Je ne suis pas un adepte de la nature en cage… Mais tant que l'Homme ne réussirait pas à aimer sans domestiquer, difficile d'exiger mieux. La liste des points positifs ne faisait que s'allonger. À cela s'ajoutait un argument, la fiche de poste proposait une paie sensiblement meilleure.

L'IMM faisait partie de ces structures hybrides, qu'on appelle Espic (établissements de santé privés d'intérêt collectif) : du privé à but non lucratif. C'est un système intermédiaire entre la clinique et l'hôpital. Le patient ne paie pas plus, tous les actes y sont facturés au tarif de la Sécurité sociale. Mais l'activité est orientée vers le plus rentable afin de pouvoir être à l'équilibre. Au moins on n'y triait pas les patients. Ce poste cochait toutes les cases. J'étais certain d'y aller, j'attendais la confirmation de la nomination du nouveau chef de service pour en parler à mes collègues. Je savais que lorsque je le leur dirais, ce serait dur, mais j'étais sûr de moi. Je partirais à l'automne. Enfin, les planètes s'alignaient.

Je ressentais un nouveau souffle, un apaisement intérieur. Les cauchemars s'estompèrent. Pour autant, cette période de transition me forçait à jouer les équilibristes dans mes relations au travail. J'avais un sentiment de duplicité. La culpabilité n'était pas à propos. Je désertais, mais j'avais laissé beaucoup de moi. Les états d'âme ne servaient à rien.

Chapitre 3

Après la première émission, les internes me montrèrent une vidéo humoristique que Christine Berrou avait faite sur moi sur Europe 1. Je me faisais mettre en boîte. C'était drôle. Jamais je n'aurais imaginé qu'on parlerait de moi un jour à la radio. On a mangé dehors en regardant la vidéo, morts de rire avec les internes. Posés devant la pharmacie, toujours à côté des camions frigorifiques, accumulation sordide de nos échecs.

Par la suite, j'ai été contacté quotidiennement pour des plateaux télé. C'était un bon moyen de mettre en avant notre hôpital, de parler du manque de moyens.

Quand les journalistes m'interrogeaient sur le Covid, j'évitais de jouer les prophètes. Ma priorité était l'hôpital public. Sa défense m'était d'autant plus chère que je m'apprêtais à le quitter. Les problèmes que nous y rencontrions ne faisaient que s'amplifier et continueraient ainsi sans prise de conscience.

Les infirmiers et les aides-soignants, premières lignes face à ce nouveau virus, s'étaient exposés sans connaître la gravité réelle du Covid, ni ses conséquences sur le long terme…

À présent, ils étaient épuisés, abandonnés. C'est ce que j'essayais de faire comprendre aux téléspectateurs.

Je n'avais rien contre le fait que des gens touchent le chômage partiel ou des aides importantes comme les restaurateurs ou les agences de voyage… Mais on donnait trois à quatre fois plus d'argent à certains qui ne faisaient rien qu'à ceux qui se battaient tous les jours contre l'épidémie. C'était aberrant. Pourquoi ne pas rehausser, jusqu'à la fin du « quoi qu'il en coûte », le salaire des aides-soignantes et des infirmiers à la hauteur des rentes d'inactivité les plus importantes ?

Après mes gardes Covid, les yeux encore chargés d'horreur, tout cela sortait facilement. Mais une fois convoqué sur les plateaux, quand j'abordais le sujet, j'avais l'impression que mon discours avait perdu sa force. L'éclairage et les visages souriants changeaient le cru en cuit, et moi en mouton bravache.

Je continuais pourtant d'aller en plateau. J'y avais pris goût. Faire un crochet pour une émission devenait régulier. Je n'étais pas payé, mais j'avais une autre compensation. Les soirs d'interviews, j'avais à disposition des allers-retours en taxis gratuits. Cela m'évitait de rentrer chez moi par le RER B et ses pannes fréquentes…

Je m'étais fixé des règles : aucune émission ne devait empiéter sur mes horaires de boulot et pas plus de deux émissions dans la semaine.

Celle que je préférais, c'était la spéciale, le jeudi sur TF1. Pas pour l'émission. Juste parce qu'ils venaient me prendre à moto directement à la maison d'arrêt de Villepinte où je consultais, pour qu'on aille plus vite. Trimballé à l'arrière de cette flèche motorisée à zigzaguer entre les voitures sur le périphérique, je quittais un extrême pour en trouver un autre. J'arrivais hirsute de la prison. Trente minutes après m'être entretenu avec un prisonnier, je me retrouvais face à Gilles Bouleau. Cela me surprenait à chaque fois. Ce plaisir de transition. Sentir en soi deux mondes si opposés…

Les moments les plus précieux étaient au retour… Lorsqu'on s'appelait avec ma mère pour débriefer : « Tu étais à l'aise ce soir », « Sympa le journaliste », « Dis, tu n'as pas pris du poids ? ». Je la voyais si peu. J'étais parti depuis quatorze ans. L'année qui suivait la mort de mon père. Pour elle, me voir à la télévision, c'était un peu comme m'avoir pour une soirée à la maison. Sans cette routine, j'avais du mal à trouver le temps de la joindre. Je n'ai jamais été doué pour cela. Mon frère, mes nièces, ma mère me manquaient, mais je n'arrivais pas à utiliser le téléphone pour maintenir le lien. La télévision avait cette vertu, elle me rapprochait des miens.

Chapitre 4

Je faisais encore des cauchemars, ils ne m'avaient pas lâché. Cette nuit-là, je m'étais réveillé en sursaut, avec une crainte phobique : dans six mois tout le monde se mettrait à raconter « Ça va, ce n'était qu'une grosse grippe. »

Le soir, je passai chez Benoît pour lui en faire part. Il était d'humeur musicale, ça me rappela le Cambodge, où nous nous étions rencontrés dix ans auparavant. On passait nos journées à travailler à l'institut Pasteur de Phnom Penh et nos nuits à écouter des guitaristes dans des bars, et à se passer les albums de Jimi Hendrix, Led Zeppelin, Motörhead. Je m'occupais de patients VIH. Je naviguais entre l'institut Pasteur et l'hôpital Khmero-Soviet. Rien que le nom de l'hôpital était une aventure. À l'autre bout du monde, j'avais repris goût à la médecine.

Bien sûr, tout n'était pas rose. Je constatais là-bas les ravages de l'effondrement d'un système public. Les infirmières de l'hôpital sont tellement mal payées que les familles doivent régler en cash un ou deux dollars pour qu'elles acceptent de délivrer les traitements prescrits par les médecins hospitaliers. Il serait facile de les condamner. Mais la corruption était une façon de survivre pour ces fonctionnaires payés vingt-cinq dollars par mois dans une ville où les loyers étaient dix fois plus chers. En parallèle, les prix dans le privé s'envolaient. Quand le public s'effondre, tout le monde est perdant.

Depuis mon réveil, l'angoisse restait là, elle prenait des proportions démesurées. Je commençais à être en colère contre tout le monde.

– Ton meilleur moyen d'éviter cela, c'est de témoigner… me lança Benoît.

Autour de moi des phrases activaient ma paranoïa. J'entendais par-ci par-là : « Finalement le Covid n'a fait que 30 000 morts… » « La deuxième vague, c'est de la science-fiction. »

– Tu imagines, les gens disent « que 30 000 morts » ? On a vu de nos yeux le potentiel du Covid. À peine avait-il effleuré deux régions qu'il était la première cause de mortalité en 2020 en France. Mais ça ne leur suffit pas. Ce genre de chiffres ne rassasie pas les foules. Il leur faut plus de sang pour étancher leur colère…

Non, ce n'était pas une grippe. Et j'aurais préféré qu'il n'ait pas de deuxième vague, mais rien n'était moins sûr.

Benoît s'installa devant son clavier. Il jouait une chanson d'Amy Winehouse.

– Tu leur dirais quoi à ma place ? lançai-je à son dos.

Il s'arrêta au milieu de la chanson et se retourna vers moi en prenant une cigarette dans son paquet.

– Tu sais ce qui me saoule quand j'apprends un morceau au piano ? C'est qu'une fois que je commence à le décortiquer, je trouve qu'il perd en magie… Dans chaque nouvelle chanson apprise, je vois le meurtre d'une complexité.

Apprendre les gammes, les mineurs, les majeurs, c'est comme déshabiller une émotion. Il me faut du temps après pour me l'approprier et l'enchanter à nouveau. La science fait cet effet chez beaucoup de gens… Plutôt que de voir la composition globale, ils la voient comme des montreurs de tours. Quand le lapin disparaît, tout le monde est émerveillé. Seuls les pisse-froid veulent savoir où est la trappe.

– Tu veux en venir où ?

– Les gens préfèrent croire que comprendre… Le Covid a ravivé les croyances, les prophéties et leurs remèdes d'alchimistes. Dans la guerre millénaire entre les fantasmes et la réalité, le premier camp l'emporte toujours.

– File-moi une clope plutôt que de dire des conneries.

Chapitre 5

Fin juin, le chef de service de l'IMM me confirma la possibilité d'avoir le poste, mais c'était trop tard pour que je puisse prévenir Elena. Elle était partie en vacances. Au même moment, je reçus une autre proposition dans un service universitaire que j'appréciais beaucoup. L'enfant ressortait de sa boîte à indécision. À force de défendre le modèle dans lequel j'exerçais, ça devenait compliqué pour moi de tourner la page.

Toutes les émissions étaient squattées soit par des professeurs qui défendaient les structures universitaires, soit par des gens du privé qui défendaient un modèle libéral. Le trou dans le spectre, les oubliés systématiques, c'étaient les hôpitaux de proximité comme celui où j'exerçais encore.

Ces structures, ni dans le profit, ni dans la notoriété, avaient comme seule mission de répondre à la demande territoriale... Le plus important finalement. Mais elles manquaient d'appui médiatique. Sans le soutien des dirigeants, sans intérêt de la population, elles disparaissaient sans un cri.

Pourtant, dans l'intérêt général elles devraient être portées en étendard. Pour moi, elles représentaient l'avenir.

Le système est complexe, mais prenons ici quelques pages pour les plus courageux afin de bien en comprendre les enjeux. Je propose aux autres de nous retrouver au chapitre suivant.

Aujourd'hui l'offre de soins hospitalière est composée de quatre types de structures : les cliniques privées, les Espic, les hôpitaux publics universitaires et les hôpitaux publics de proximité.

Parmi les cliniques, je mets d'emblée de côté celles qui pratiquent des dépassements d'honoraires prohibitifs. Ces établissements ne sont là que pour nourrir la demande de confort d'une minorité aisée. Ils visent plus la qualité de l'hôtellerie que l'excellence médicale. Ils ne constituent pas pour moi une offre de soins significative.

Je me rappelle une garde que j'avais faite dans une fameuse clinique privée de Neuilly : la femme de ménage était en train de mettre une bande hygiénique sur les toilettes de ma chambre de garde. Les médecins pratiquaient ici la même médecine qu'ailleurs. Pourtant ils profitaient des sous que rapportaient la minutie de son travail.

Les autres établissements privés dessinent un éventail allant des Espic qui ne facturent pas de surcoût aux tarifs de la Sécurité sociale, aux cliniques où les dépassements d'honoraires sont variables. Mais la plus grande partie de leurs gains dépend des remboursements de la Sécu, donc de l'argent public. Ces structures ont donc intérêt à se concentrer sur les activités les plus rentables, autrement dit les mieux remboursées par la Sécurité sociale.

Les spécialités rémunératrices sont depuis plusieurs années celles où il y a un acte. En résumé, dès qu'il y a un geste médical, il y a de l'argent : on rémunère la ponction, l'échographie, le scanner, la fibroscopie, un vaccin... À côté, la consultation ne vaut rien. Ces entreprises se développent sur ce terreau d'activités, quitte à délaisser les autres. Leur objectif n'est pas l'offre de soins, mais l'argent.

Je ne les juge pas, elles font des choix stratégiques. Le problème est dans la tarification de la Sécurité sociale... Outre le fait qu'elle biaise énormément l'offre de soins proposée – je trouve cela discutable qu'un radiothérapeute gagne quinze fois le salaire d'un pédiatre, quel pari sur l'avenir ! –, cette tarification incite à faire des gestes invasifs. Dans ce cas, l'intérêt économique n'est pas toujours l'intérêt des patients.

Pour étayer cela, je vais vous raconter une histoire que j'ai vécue dans l'une de ces cliniques « tarif sécu ». C'était en 2013. Je remplaçais un médecin malade. Il avait quarante patients hospitalisés. Quand j'y allais, je faisais de longues journées. J'arrivais à sept heures trente et je partais à vingt-deux heures, afin de revoir tous les dossiers en profondeur. Lors d'une de mes premières journées de remplacement dans cette clinique, je compris l'ampleur de la problématique. Dans la première chambre, il y avait un patient hospitalisé pour colique néphrétique. Un homme d'origine chinoise qui ne parlait pas bien français. Il m'avait fait comprendre que la douleur était passée. Alors que je me préparais à le faire sortir en lui expliquant par des mimes gênants qu'il allait devoir faire pipi dans un filtre à café pour essayer de récupérer le calcul dans ses urines, une infirmière appela pour une urgence dans la chambre d'à côté.

Une patiente de soixante ans y faisait une détresse respiratoire. Son niveau d'oxygénation ne remontait pas malgré le masque à haute concentration. Je suspectais une embolie pulmonaire. L'infirmière me ramena le chariot d'urgence, je réalisai un gaz du sang pour apprécier plus finement son état respiratoire. N'étant pas réanimateur moi-même, je demandai qu'on fasse venir l'anesthésiste au cas où il faille intuber la patiente. J'appelai le Samu pour transférer la patiente dans un hôpital du coin avec une réanimation.

Deux choses stupéfiantes eurent lieu. La première, l'anesthésiste vint dans le service, passa la tête, « Bon, tu as l'air de te débrouiller ! », avant de disparaître. À un moment où la patiente clairement ne tenait plus, il n'était plus dans le service. Je me préparais à intuber la patiente seul quand une autre médecin me sauta dessus.

– C'est toi qui as fait des gaz du sang à une patiente sans m'appeler ?

– Euh… Oui, mais qui êtes-vous ?

– Je suis la pneumologue. Les gaz du sang, c'est moi qui les fais ici ! C'est ma machine. Je les fais après une consultation. Sinon je ne te les fais pas.

– Attends, c'est quoi le problème ? J'en ai besoin pour la patiente en urgence. C'est pour la cotation de l'acte ? Tu n'as qu'à dire que c'était toi…

Rassurée, elle sortit de la chambre sans même jeter un œil à la patiente… Un examen aussi banal qu'un gaz, que l'on fait faire par des infirmières à l'hôpital, devenait dans la clinique un « acte » auquel on associait « une consultation » de pneumologie, pour une pseudo-interprétation complètement inutile. N'importe quel médecin était censé savoir interpréter un gaz du sang… Tout cela payé par l'argent de vos impôts…

Quand ma patiente fut emmenée par le Samu, je repris mon tour. Je voulais faire sortir mon patient avec la colique néphrétique. Il n'était plus dans sa chambre. J'ai d'abord cru qu'il était parti, ayant mal interprété mes propos ou effrayé par mes mimes… Mais l'infirmière m'expliqua que l'anesthésiste l'avait récupéré et descendu au bloc. Ils avaient décidé avec l'urologue de lui poser une sonde double J. Le genre de sonde que l'on pose pour évacuer les urines en urgence en cas d'infection ou de douleurs intenables. Ce qui n'était bien entendu pas le cas… Une sonde qu'ils posèrent et retirèrent le soir même. Un acte inutile, mais lucratif. Une intervention certes peu risquée, mais non nécessaire. Cette histoire vraie semble caricaturale. La plupart des médecins travaillant dans des cliniques n'ont pas ce type de comportement. Mais elle illustre les risques et les déviances de ce système. Dans cette clinique, tous les patients avaient droit à un Holter ECG, une fibroscopie et une coloscopie dans les vingt-quatre heures de leur hospitalisation, quel que soit leur motif de venue à l'hôpital. J'avais l'impression que les médecins se comportaient comme une nuée de vautours volant en cercle autour du patient, s'écharpant pour récupérer un morceau d'acte, pillant la Sécurité sociale.

Les patients ont parfois l'impression d'en avoir pour leur argent avec ça. Mais étant donné que ce n'est pas le leur… La société, elle, ne s'y retrouve pas.

Aujourd'hui en France, les modalités de remboursement conditionnent directement les traitements prodigués. Les principaux conflits d'intérêts en médecine ne sont pas avec les laboratoires, mais avec la Sécurité sociale.

Un autre problème de ces cliniques, c'est que pour engranger le plus de profit possible, elles vont aller vers la simplicité. Le Covid a été un révélateur de cette problématique. Beaucoup n'ont pas voulu prendre les cas jugés trop graves. Pas rentable, trop dangereux et manque de moyens surtout. Derrière les entrées astiquées et les jolies chambres, des économies d'échelle sont faites sur les moyens médicaux mis à la disposition des patients. Il y est d'ailleurs impossible ou très mal vu d'utiliser des traitements innovants qui coûtent cher.

Cela ne veut pas dire qu'elles ne sont pas utiles. Cela veut juste dire que leurs modalités de fonctionnement ne peuvent pas remplacer l'offre de soins hospitalière. Cela veut également dire que notre système de tarification a un impact inflationniste sur la consommation de soins.

Dans les Espic, les médecins sont salariés, ce qui évite la foire aux actes, leur modèle économique empêche certaines dérives. Il n'en reste pas moins que les activités réalisées sont choisies pour des logiques comptables. Quand on doit être à l'équilibre, on ne peut pas faire certaines activités ou prendre en charge certains patients...

Le problème est toujours le même. Si nous n'avions que ce type de structures, il y aurait d'énormes trous dans l'offre de soins. Nous aurions en fonction de nos maladies plus ou moins de facilités à être pris en charge.

Tant qu'il existe de telles inégalités dans les tarifications, le service public de qualité est indispensable. Mais comble de la perversité, ce même système de tarification à l'activité (appelé T2A) est devenu l'unique moyen de rémunération pour les hôpitaux publics depuis 2008. Dès lors, les hôpitaux, qui sont dans l'obligation de faire tout ce qui est nécessaire, rentable ou non, vivent une mise en concurrence avec le privé, qui peut choisir ses actes. Leurs moyens se sont donc effondrés. Et ce, avant même les petits dépassements honoraires ou « dessous-de-table » qui y sont parfois demandés...

Il faut impérativement sortir de cette tarification. L'hôpital public pourrait le permettre si on le finançait avec des enveloppes prévisionnelles. Bien sûr, dans les hôpitaux publics, il y a des défauts. Ceux circonstanciés au manque de moyens : les locaux moribonds, la qualité de l'hôtellerie catastrophique. Ceux qui représentent un défi de taille à affronter : une pyramide administrative trop importante consommatrice d'argent public, un manque de stimulation.

Mais les points positifs qu'on y trouve sont déterminants : pas de conflit d'intérêts dans les actes prodigués, pas de tri en fonction de la pathologie. L'activité n'a pour but que de correspondre à la nécessité territoriale. En plus, la réflexion et les actes y sont logés à la même enseigne.

On pourrait imaginer modifier quelques règles pour l'améliorer : des systèmes de primes ou de malus pour ne pas laisser l'ancienneté comme moyen unique et systématique de progresser ? Favoriser les passerelles et les réorientations pour ceux qui fatiguent ? Faciliter les licenciements ?

À l'intérieur du public, je trouve que les hôpitaux de proximité ont un fonctionnement particulièrement opérant. Dans les grandes structures comme l'AP-HP, il y a trop nombreux intervenants. Ces mégastructures ne peuvent que restaurer des pyramides hiérarchiques insolubles, diluant les responsabilités et coûtant trop cher. Sans parler du statut d'universitaires qui m'interroge.

Je suis contre les statuts à vie. Surtout quand ce statut correspond à trois missions très difficilement réalisables en parallèle. Un professeur est censé donner des cours à la faculté, faire de la recherche dans son laboratoire et exercer la médecine à l'hôpital en même temps.

Cette « tri »-valence rendue définitive après une nomination n'est pas une utilisation raisonnée des énergies. Ceux qui s'y tiennent n'ont plus de vie. Toujours à courir à droite, à gauche, ils s'épuisent. Au fil du temps, beaucoup ne vont plus se consacrer qu'à une ou deux d'entre elles, créant des carences ailleurs.

Je préfère le système horizontal des hôpitaux périphériques. Tous les médecins sont égaux. On pourrait y intégrer des personnes qui développent une activité de recherche et d'enseignement sans pour autant qu'il s'agisse d'un statut définitif ou hiérarchique. Il suffirait de les payer en fonction du temps dédié à chacune de ses activités, par la faculté, par l'hôpital, ou par les unités de recherche. Mieux vaut payer les heures faites que celles que l'on est censé faire... On serait bien plus performant. Cela permettrait de décloisonner ces milieux... En facilitant les réorientations, on favoriserait les stimulations.

Bien entendu, tout reste à construire, je n'ai pas la solution miracle, mes propositions sont sûrement discutables, mais le sujet mérite une réflexion approfondie. J'ai entendu tellement d'aberrations au cours de cette crise sur notre système de soin. C'est un problème central que l'on ne peut pas enfermer dans tel ou tel bord politique. Tout ne doit pas être un prétexte de campagne. La politique joue sur les émotions, à nous de faire preuve de rationalité.

Chapitre 6

C'est pendant l'été que je reçus un mail inquiétant de mon ami Loïc sur la situation à Cayenne. Jeune médecin passionné de skate et d'ornithologie, il avait été mon chef de clinique à la Pitié-Salpêtrière avant de mettre les voiles pour se bâtir une carrière outre-mer. Loïc avait posté une annonce sur Internet. Visiblement le nombre de cas augmentait dangereusement, il risquait d'avoir besoin de renfort.

Convaincu que les six patients Covid qui se battaient en duel dans notre service n'avaient plus besoin de moi, je décidai de prendre trois semaines pour aller aider là-bas.

J'étais depuis mon plus jeune âge intrigué par la Guyane. Ma mère et sa sœur jumelle étaient nées à Cayenne. Elles en étaient parties à l'âge de quatre ans à la mort de leur père. Mais, partout à la maison, restaient des morceaux de leur vie là-bas, qu'elles chérissaient comme des mausolées. J'avais grandi au milieu de ces fragments d'ailleurs. J'adorais les carquois gigantesques en osier remplis de flèches dont les pointes, peut-être encore imprégnées du puissant curare, devaient être manipulées avec précaution... Enfant, il ne m'en fallait pas plus pour sauter de joie devant l'inconscience de mes parents qui me laissaient à côté d'armes aussi dangereuses. Je jubilais. Je m'imaginais une vie à la Indiana Jones, lasso à la main, avec des statuettes magiques et des forêts illuminées par le turquoise étincelant des ailes des morphos. J'ai longtemps voulu être archéologue pour vivre une vie de ces petits trésors...

J'ai vite changé d'avis quand mon père m'a expliqué qu'ils manipulaient plus le balai pour épousseter le sol que le lasso. J'avais suffisamment de mal à ranger ma chambre pour ne pas avoir à ranger celle d'obscurs australopithèques. Toutefois, de ces rêveries d'enfant, j'avais gardé dans l'inconscience de ma vie d'adulte un vague attrait.

Le message de Loïc me rappelait nos SOS lors de la première vague. Une solidarité de galérien me liait à la Guyane. Elle, comme la Seine-Saint-Denis, était unie par l'absence d'un État que je voyais bien démissionnaire. Je décidai de partir.

Mais juste à ce moment-là, une start-up de médecins me demanda de proposer des solutions de dépistage qui pourrait permettre une réouverture des stades. Je rédigeai bénévolement un protocole sanitaire pour une réunion prévue avec des politiques de la région et des industriels. C'étaient les prémices de ce qu'on appellera plus tard le passe sanitaire. Un investisseur était intéressé. Je découvris le lien entre les uns et les autres. Pour eux, c'était du business, pour moi, c'était de l'exploration. Il était question d'étendre le projet aux gares. Je buvais un café en écoutant les participants, j'étais le seul qui n'avait aucun intérêt concret à défendre dans la conversation. L'un voulait vendre des cabines de dépistage, l'autre le protocole sanitaire, le représentant politique cherchait ce qui lui donnerait une bonne image pour les prochaines élections. Finalement, l'idée retenue était celle qui nourrissait les intérêts financiers de l'industriel et démagogiques du politique. La question sanitaire posée par les médecins était évincée : des camions de dépistage iraient à la rencontre des gens. Or le problème à cette période n'était pas d'être testé, mais le délai de quinze jours nécessaire pour recevoir son résultat. Et surtout, comment faire en cas de patients positifs pour assurer une prise en charge sans engorger les urgences ? Cela n'avait pas l'air de déranger grand monde. Peu importait. J'étais sur le départ.

Quelques jours plus tard, Hannah et moi arrivions à Cayenne, saisis par cette chaleur humide qui m'avait tant manqué depuis mes lointains voyages en Asie du Sud-Est. J'avais réservé un hôtel un peu à l'extérieur du centre, suivant l'avis que m'avait donné par téléphone la secrétaire de l'hôpital de Cayenne : « Avec madame ce sera plus prudent », m'avait-elle dit.

Il s'agissait d'un de ces appartements hôtels où tu dois payer plus cher pour moins de services. Il était situé dans une sorte de « banlieue nouvelle », ce qui devait attirer les habitants un peu huppés de Cayenne, mais qui manquait cruellement d'authenticité architecturale.

Après les galères habituelles de clés, de courses à l'hypermarché pour remplir notre frigo, nous partîmes en exploration. À pied car aucun bus ne circulait. Cette ville ne semblait plus habitée que par son climat. Ce n'était pas que le fait du couvre-feu. Elle donnait l'impression d'un passé recouvert. Une âme enterrée sous une urbanisation désastreuse, la même qui avait sévi en France dans les années 1980, mais qui là, sous les tropiques, en cimentant des pans entiers de son histoire, l'avait désincarnée jusqu'à en arracher le cœur.

Je pensais découvrir un comptoir chatoyant et usé. Ce n'était qu'une grande route bordée d'hypermarchés. Après avoir traversé une départementale, nous tombâmes sur quelques jolies maisons anciennes qui redonnaient un peu de vie au lieu. Derrière elles apparut la côte. Les littoraux vaseux, d'un sable rouge craquelé à marée basse, déposaient sur leur passage de drôles de poissons à quatre yeux en flot continu. Dès que je m'approchais, ils filaient à la mer. J'avais l'impression d'être dans un endroit inhospitalier juste après le panneau « bout du monde ». C'était enivrant et déstabilisant. Mais pas de morphos à l'horizon. En retournant avant le début du couvre-feu dans notre nouvelle banlieue, nue et propre comme un jardin d'enfants de cité, nous entendîmes un gamin crier : « C'est quoi ? Oh ! Un oiseau. » Dans le ciel, la fumée scintillait sur une longue trajectoire. Deux tâches incandescentes incendiaient les nuages. Ariane 5 venait de se séparer de ses réacteurs.

Le lendemain, je suis allé louer un scooter avant de me rendre à l'hôpital. Il marchait de temps en temps. Il me fallait tout de même chaque matin entre quinze et trente minutes montre en main pour le démarrer. Je pensais que c'était un problème de caractère de mon nouveau bolide. Il n'était pas du matin. Jusqu'à ce qu'un voisin excédé par mes tentatives infructueuses me fit comprendre qu'il s'agissait en fait d'un problème mécanique : « Mais putain, change ta bougie, merde ! » Le scooter, la chaleur, la fusée, tout prenait des allures exotiques. Loïc était en vacances en métropole, mais je croisai une de mes anciennes internes à mon arrivée à l'hôpital. Les pavillons entre les arbres tropicaux me rappelaient le Bénin. Elle m'expliqua qu'ils n'étaient pas du tout débordés en réalité. La crise sanitaire qu'ils avaient crainte ne s'était jamais réellement installée. Quasiment pas de Covid en hospitalisation, très loin de la situation décrite dans les médias. Je me demandais s'ils envoyaient des journalistes sur place avant de diffuser leurs informations. Ce qui était sûr, c'était que la communication ne passait pas mieux entre nous. J'étais un renfort Covid inutile.

On m'assigna au remplacement d'un médecin interniste absent. Cela me permit de faire trois semaines de médecine interne, que je n'avais plus pratiquée depuis longtemps. Refaire du diagnostic me changeait un peu de la monotonie médicale du Covid.

Je découvrais les caractéristiques de la médecine proche de l'Amazonie. J'avais affaire à des pathologies que je n'avais vues que dans les livres, comme les toxoplasmoses sud-américaines, des formes de lymphome HTLV, des infections parasitaires exceptionnelles en Île-de-France. L'hôpital tournait plutôt bien, le travail y était intéressant. Mis à part les problèmes de communication avec les patients entre les différentes langues, c'était assez fluide médicalement.

Le premier jour, je dus faire un bon de transport pour un Amérindien qui rentrait chez lui le lendemain. La cadre me sauta dessus pour que je le remplisse avant de partir. Je n'avais pas l'habitude, normalement je faisais ça le jour même, on cochait taxi ou VSL et puis voilà. Mais là, ce n'était pas du tout pareil.

– Tu dois lui faire son bon ce soir pour que je puisse réserver l'avion et l'ambulance, me dit-elle.

– L'avion ? Mais il rentre dans son village, il ne part pas à Ibiza !

– Mais il n'y a pas de route ! Il doit prendre l'ambulance à six heures demain matin, son avion est à sept heures trente et il ne doit pas le rater car la pirogue qui le ramène à son village part à neuf heures quinze…

Mes envies d'Indiana Jones refluèrent rien qu'à l'évocation de l'interminable trajet. Il paraît que les médecins avaient comme consigne, comme en métropole, de développer l'hôpital de jour… Pas sûr que ce soit très rentable dans ce contexte…

Du point de vue de l'hôpital, il était évident que le foisonnement de la faune et de la flore en bordure d'Amazonie avait un impact sur les micro-organismes. À l'instar de l'extrême polaire ou de l'extrême désert, l'Amazonie, cet extrême vert, était l'épicentre de la vie. La recherche sur le vivant devrait s'y plonger à corps perdu. Je ne comprenais pas bien pourquoi nous, humains, explorateurs de notre monde, et, qui plus est, nous les Français n'investissions pas plus de moyens ici…

Nous nous retrouvions en décalage avec Hannah. Je découvrais un univers étonnant à l'hôpital, pendant qu'elle n'avait pas grand-chose à faire dans cette ville fermée. Nous tentâmes quelques excursions tôt le matin pour voir des paresseux ou des émergences de bébés tortues. Mais à part une ribambelle de familles en goguette qui se baladaient à ces heures infréquentables, nous ne vîmes rien du tout.

Il fallut attendre le dernier week-end pour découvrir la forêt amazonienne. Après trois heures de scooter sous une pluie drue, sur une départementale fréquentée par les camions qui nous recouvraient d'une joyeuse boue, nous avions réussi à rallier le point de rendez-vous. De là, un pick-up nous emmenait sur le fleuve Amazone. Tandis que nous attendions le bateau, les arbres immenses semblaient parler. Les bruits de forêt et d'insectes, ces myriades de sons, saturaient nos oreilles. Impossibles à différencier, ils semblaient dire : « Au secours. » Il nous fallut quelques heures pour comprendre qu'ils disaient : « Tout va bien. »

C'était un de ces tours en bateau trustés par les Blancs de la centrale spatiale et des hôpitaux. Les deux lieux qui concentraient toutes les richesses. Sur le bateau, le capitaine, un Amérindien, la quarantaine juvénile, nous rappela les mesures barrières. Même au fin fond de l'Amazonie, le coronavirus était un danger. Après des explications sur les oiseaux et sur le fleuve, nous fîmes quelques arrêts pour voir des singes et des animaux au bord du fleuve. Des histoires de jaguar que peu de gens avaient déjà vu tournaient par-ci par-là. Tout le monde rêvait de sa rencontre avec le maître de la jungle.

La nuit arriva armée de ses moustiques. L'obscurité du soir facilita une discussion plus personnelle avec le guide. Il nous expliqua les difficultés de sa vie, les complications pour trouver une compagne de la même origine quand on est amérindien, tant les règles pour éviter la consanguinité dans ses tribus étaient strictes, ses regrets, ses rites perdus. Il pensait que le mode de vie occidental avait mis en cage leur liberté. L'impossibilité d'une vie nomade dans cette société faite d'adresses, de propriétés privées et de frontières les avait bloqués. L'entre-deux dans lequel les Amérindiens se trouvaient avait figé leur dynamique, transformant leurs traditions en déguisements, leurs dieux en cartes postales, leurs rêves millénaires en bouteilles de whisky.

Sur le bateau, nous fîmes la rencontre de militaires. Ils étaient eux aussi en « mission Covid ». Ils avaient monté des hôpitaux militaires pour l'occasion. Depuis un mois, ils n'avaient reçu que deux patients dans leur structure. Ils avaient tenté de prévenir leur hiérarchie, conscients de leur inutilité. La première vague n'avait jamais débordé. Leur rôle n'avait consisté qu'à essuyer les gouttes. Leur affectation avait tout de même été reconduite jusqu'au mois d'octobre. Nous nous lançâmes dans des séries de suppositions sur le pourquoi du comment. Cela devait faire partie des mystères de la gestion à la française. Mauvaise évaluation des besoins et des réponses. Personne n'était venu nous aider dans le 93, probablement parce que les gens avaient eu l'illusion d'une profusion en Île-de-France. L'impression d'une pénurie ici les avait fait surréagir.

Après un repas sommaire, nous nous étions lancés dans une balade nocturne sur le fleuve en canoë pour traquer les caïmans à la lampe torche. Quand nous voyions un point rouge dans le faisceau, c'en était un ! On s'approchait à la rame, le plus discrètement possible pour ne pas le faire fuir. Dans cette chasse au sauvage, on découvrait en général un petit être de trente centimètres que l'on enquiquinait en pleine nuit. Une fois, on tomba sur une plus grosse bête, qui fuit en plongeant sous notre petite embarcation de fortune. Nous eûmes tous les deux un peu peur. C'était amusant à quel point l'œil repéré ne nous informait pas réellement sur ce que nous allions trouver, impossible de savoir si ce serait un petit ou un gros animal. Le guide me confirma qu'il n'y avait aucune corrélation entre les deux. De retour, en m'emmitouflant dans ma moustiquaire, je repensai à la conversation avec les militaires. Nous étions dans les mêmes illusions d'optique que lors de la chasse aux caïmans. À force d'évaluer en permanence les problèmes par la réflectivité qu'ils semblaient avoir à la lumière de l'actualité, nous nous trompions de méthode. Il fallait au contraire plonger au cœur des choses pour en avoir une vision juste. Le cœur de la forêt et les cris fantomatiques des singes hurleurs dissipaient mes pensées. Une impression d'étrangeté revenait sans cesse. Pourquoi étais-je ici ?

Quatrième partie

La rentrée

Chapitre 1

Dès mon arrivée à Paris pour mon internat, j'avais immédiatement été déçu. La ville brillait de loin, mais elle était moche de près. J'avais été saisi par les odeurs de pisse à l'entrée des bouches de métro, les vents froids, la saleté. Cette ville construite sur des catacombes, où les affairistes faisaient grimper les prix de l'immobilier jusqu'à la rendre infréquentable pour les habitants encore vivants. Dans ce parterre d'espaces rétrécis, les endroits à la mode réunissaient des petits groupes de gens dans lesquels les mélanges générationnels n'opéraient plus, et où tout le monde semblait cultiver les mêmes aspirations. Plutôt que de créer un sentiment d'union, le système ne faisait qu'amplifier une compétition féroce : pour un burger ou une tartine branchée, il fallait faire quarante-cinq minutes de queue. Les mêmes modes, les mêmes envies pour tous.

Privés de ciel étoilé et de ligne d'horizon, avec juste des fenêtres qui donnaient sur d'autres fenêtres, les questions existentielles et intemporelles de l'homme face à l'univers laissaient leur place à celles, plus modernes, de l'homme face à son voisin. Ajouté aux difficultés quotidiennes pour payer le loyer d'appartements minuscules, cela aboutissait à l'étalage régulier de tout ce qu'on est capable de faire pour se rassurer sur sa propre importance. Le crachin, divine humiliation, rabaissait sans élan les êtres égarés dans cette cité grisâtre, dont les habitants se frôlaient sans se voir, en rêvant d'un faste inopérant. Paris m'apparut comme une ville musée, de marbre, froide, sans bienveillance.

Mais plus que la ville, c'était l'état de décrépitude de ses hôpitaux, dont les noms pompeux de « Saint-quelque chose » ne préparent pas au choc des câbles électriques qui traînent partout, des rats et des chambres à l'anachronisme très XVIIIe siècle.

À mon retour du Cambodge, j'avais appris à découvrir d'autres facettes de Paris par les yeux de Benoît, un vrai Parisien. Bars underground, cafés sympas, musique live, lieux nyctalopes, concerts privés, qui redonnèrent à cette ville une tout autre saveur. Benoît était un passionné de musique. Et lui et moi avions la même rêverie douce des choses. Il m'apprit où était le beau dans cet écosystème rigide. Mes amis d'enfance, Olivier, Nathan, Matthieu, Joris, et tous les autres membres de cette bande de Niçois qui vivaient là eux aussi depuis quelques années, amadouaient mieux cette ville et me la présentèrent sous un autre jour. Paris s'est dévoilée doucement à mes yeux. C'était une ville de connaisseurs. Et comme les huîtres que j'avais appris à apprécier au prix d'un effort personnel, elle gagnait petit à petit, le temps passant, le raffinement que je n'avais pas décelé tout de suite. Et puis, après tout, vivre à Paris avait cela de pratique qu'à chaque voyage, je demeurais ébahi par l'extraordinaire gentillesse de ceux qui n'y vivaient pas.

À mon retour de Cayenne, à l'aéroport de Roissy, Paris refluait en moi avec la sensation des premières fois, comme si je m'étouffais à nouveau sur la consistance d'une huître. Je tombai sur un article du *Parisien*, sur une pile de journaux destinés aux clients d'Air France : « Des camions de dépistage vont sillonner l'Île-de-France ». Oppressé d'emblée. C'était le projet sur lequel j'avais travaillé. Tout était là tel que je l'avais laissé. Les orgueils, le magot, les vautours. Et je revivais cette scène en ouvrant le journal.

À l'hôpital, j'étais à nouveau confronté à mes choix de carrière. J'allai prévenir rapidement Elena des propositions que j'avais reçues. Le Covid revenait. La sensation de victoire avait disparu, le soleil était parti, la concorde aussi. Et au milieu de ce marasme, mon départ risquait d'être la goutte d'eau de trop. Je m'attendais à de la colère, ce fut de la tristesse. Elle avait les larmes aux yeux. Moi aussi.

La directrice de l'hôpital et Elena me firent une proposition : un aménagement de mon temps de travail qui me permettrait de dédier une demi-journée à la recherche. J'y réfléchissais. La deuxième vague déferlait. Qu'est-ce que cela signifiait de partir maintenant en pleine crise ? Qu'est-ce que cela montrait de moi ?

Dans notre hôpital, l'ambiance était en train de se fragmenter. Plus aucun médecin ne voulait avoir affaire avec le Covid. Tous ceux qui avaient tant donné la première fois ne voulaient plus en entendre parler. Les autres services affichaient des objectifs sans Covid, avec une défiance vis-à-vis de nous, comme si nous étions responsables des patients infectés. Les chiffres d'activité de leurs services avaient chuté. S'ils voulaient conserver leur personnel, il leur fallait moins de Covid et plus d'activités bien rémunérées.

Le déni de réalité est décidément une maladie lancinante. Même certaines familles de patients tentaient de venir chercher leurs parents dans nos unités en nous disant que le Covid n'existait pas. La folie gagnait du terrain. Les croyances prospéraient. Six mois plus tôt, j'avais peur qu'on ne compare le Covid à une grippe, et aujourd'hui je tentais de raisonner des familles qui niaient carrément son existence ! Mes peurs étaient toujours surclassées…

J'étais dans mon bureau, mon café à la main. Je réfléchissais à ce retour et aux questions qu'il ramenait à moi. En un instant, toutes les tensions en moi cédèrent. Ma réalité m'explosa au visage. Je faisais comme tout le monde. Je participais à ce déni de réalité que je pointais du doigt chez les autres. En m'interrogeant sur ma carrière en pleine crise sanitaire, n'étais-je pas moi-même dans le déni ? Un hôpital plus réputé ou des conditions de travail « meilleures » ? À quel moment ce préjugé augurait-il d'une réalité ? Étais-je prêt à laisser en moi s'établir ces fantasmes ? Les mêmes qui faisaient le lit de tous ceux que je critiquais tant. Vouloir quitter une équipe solide et sympa, en pleine crise sanitaire, pourquoi ? Pour rassurer mon orgueil ?

Je pris ma décision, j'allais rester. Nous serions tous ensemble pour cette deuxième vague.

Chapitre 2

J'avais l'impression à cette époque que la maladie avait changé de stratégie. Après nous avoir pris de court, débordés par son premier assaut, elle lançait le second qui ressemblait plus à une lame de fond. À la surface, elle ne paraissait pas haute, l'eau paraissait tranquille, mais elle imprimait la pâleur des morts sur le front des nageurs. Cet assaut lancinant nous désorganisait. La vague n'était pas suffisamment haute pour reconquérir tout le terrain, mais suffisamment démoralisante pour déconstruire tout ce que nous croyions avoir bâti. L'unité collective a fait place à l'individualisme.

Je ne sais plus à quel moment il n'a plus été choquant de voir des médecins trier les patients par leur pathologie. Les patients Covid dérangeaient la tranquillité que l'on avait cru restaurée. À la télévision, c'était la même chose, on voulait me faire intervenir sur des plateaux avec des antimasques. Comme s'il s'agissait de confronter deux réalités. Depuis quand fallait-il mettre sur un pied d'égalité les croyances et les faits ?

Deuxième vague, deuxième confinement, cela me donnait l'impression de m'enterrer. C'est dans ce contexte que nous avons emménagé avec Hannah dans notre nouvel appartement. Je pensais que cela m'apporterait de la sérénité, mais ce fut le contraire. Mes angoisses amplifièrent. L'arrivée dans ce nouvel endroit que nous devions habiter alors même que j'avais la densité d'un fantôme ne fut pas chose aisée. Je ne réussissais pas à donner de l'importance à l'aménagement ou à la décoration. Tout me paraissait futile. Je dénigrais ce qui n'était pas essentiel, comme si toutes les larmes que j'avais versées m'avaient vidé de mon sel. Il me fallut comprendre que le fade en moi devenait prépondérant. Un peu comme la clémentine d'un anosmique. Mon inconsistance me paraissait tellement évidente qu'elle me donnait l'impression de disparaître. À chaque meuble posé dans cet espace, j'avais un peu plus l'impression de m'effacer, à la manière de Marty McFly dans *Retour vers le futur*.

Il me fallait reprendre des couleurs, mais je n'y arrivais pas. Le combat que j'avais mené cette année contre les doutes m'avait siphonné. Il aurait été tentant d'user de certitudes comme le reste du monde. Mais même dans la décoration, je n'avais pas d'avis tranché.

En parallèle, l'idée de faire un enfant revint dans la conversation. À peu près en même temps, je reçus un message de mon frère confirmant bien l'identification du gène familial. Cela m'en dissuadait.

Après un court relâchement, nous sentions que le Covid reprenait sur un rythme plus soutenu. On accélérait les prises en charge, pour ne pas voir les patients s'accumuler. Ils sortaient pour rentrer sous oxygène à la maison. On les expédiait dès que débutait la phase d'amélioration en soins de suite et de rééducation. Tout plutôt qu'une augmentation de nos lits Covid.

Ce flux continu s'installait dans la durée. La situation à l'hôpital n'avait rien à voir avec le premier confinement, mais c'était épuisant et sans fin. D'autant qu'un grand nombre de nos collègues avait disparu des unités Covid. Les applaudissements passés, les primes supprimées, les méfiances établies avaient dégoûté beaucoup d'entre eux. Et pendant que le monde entier fermait les yeux, nous étions forcés de les garder ouverts sur une réalité devenue dérangeante.

Combien avais-je vu de morts cette année ?

Une nuit, nous reçûmes un patient. Un de ces patients classiques de cinquante ans en surpoids qui peuplaient le service depuis un an. J'étais las... Je m'habillai pour lui rendre visite, lui expliquer les mêmes procédures, les mêmes traitements.

– C'est quoi qu'ils m'ont mis dans la poche ?

– Ils vous ont mis des corticoïdes, monsieur, c'est pour stopper l'inflammation secondaire à l'infection qui vous abîme les poumons.

– J'en veux pas ! Je ne veux pas de vos trucs, déperfusez-moi ! Je ne suis pas malade. (Il s'essoufflait sous son masque à six litres d'oxygène.)

– Écoutez monsieur, vous avez une infection, on vous donne les traitements. Ces traitements ont prouvé qu'ils amélioraient vos chances de survie.

– C'est n'importe quoi ! Déperfusez-moi !

– Monsieur, vous êtes dans une hospitalisation libre, si vous voulez sortir, je ne peux pas vous retenir...

– Foutez-moi la paix !!

Le Covid, c'est méchant. Comme un clebs battu par les avis de chacun depuis le début de cette pandémie, ce patient ne voyait plus dans la main tendue pour lui venir en aide que celle qui risquait de le gifler. Il tituba en se levant pour partir, au bord du malaise. J'essayai de le calmer et lui dis que s'il le voulait, on ne lui donnerait que de l'oxygène. Il fit mine de ne pas m'entendre.

Le lendemain, son état s'est dégradé, je lui expliquai qu'il devrait peut-être aller en réanimation. Changeant d'attitude du tout au tout, il m'implora pour avoir les traitements. Je cherchai à le rassurer en lui expliquant qu'on allait les lui donner, qu'il n'avait pas à s'en vouloir. Après avoir mordu, il était perdu. Trop d'informations anxiogènes avaient ébranlé la confiance entre lui et moi. Cela ne me faisait rien qu'on ne me croie plus. La défiance fait loi lors des périodes troublées. J'avais de la peine pour ces patients et leurs familles qui, habités par des craintes irrationnelles, choisissent le pire avec un instinct infaillible.

Afin de prouver l'efficacité de notre anti-IL6 dans une étude académique, nous participons à un protocole mis en place par la même équipe parisienne que celle qui s'était précipitée au printemps. Après tout, il fallait avancer. Mais le mot « protocole » était devenu un gros mot. Impossible de mettre les patients dans une étude. Les poches de traitements étaient prises en photo par les familles. Nous étions la cible de toutes les suspicions.

L'automne était froid. La première vague était traumatisante, mais elle était un combat. Là, je ne ressentais plus rien. Tout était atone. Je pensais aux gens qui profitaient de la crise, comme par exemple ces laboratoires de ville. Depuis que les non-biologistes avaient eu l'autorisation de pénétrer le marché des laboratoires, plus aucun biologiste ne pouvait en acheter. Ils étaient quasiment tous entre les mains de fonds de pension internationaux. Ceux qui ont l'argent sont prioritaires sur ceux qui savent faire…

Ce sont bien les laboratoires de ville qui ont profité de la crise. Quand pour des logiques économiques, au fort de la crise, ils rendaient des résultats en quinze jours, complètement inutiles sur le plan sanitaire car ils acceptaient trop de prélèvements sans avoir ni le matériel ni le personnel pour le gérer, ils étaient tout de même payés.

Je m'attendais à ce que l'État les pénalise pour cela, mais bien au contraire, début décembre, l'État leur proposa de gagner 20 % de plus par acte si ces résultats étaient rendus en vingt-quatre heures. Du pragmatisme, diront certains… Pour les laboratoires des hôpitaux comme le nôtre qui, depuis le début de la crise, s'étaient décarcassés à rendre les prélèvements en vingt-quatre heures, pas d'augmentation. Une majoration de la cotation uniquement pour le privé. À ce stade-là, le pragmatisme devient du cynisme.

Prime à la médiocrité et à l'appât du gain. Voilà les défauts de la gestion de crise. Au téléphone, Laure, la directrice de notre laboratoire, était dégoûtée. Ses techniciens avaient d'abord été oubliés par le Ségur, et maintenant ça. À quoi cela servait de chercher à faire bien les choses si seuls ceux qui font mal étaient récompensés ? Pourquoi ? Sous prétexte de les pousser à faire mieux ? Laure n'avait pas pris de vacances, elle venait tous les week-ends pour faire des PCR Covid. « Mes enfants sont grands, faut bien que je m'occupe », disait-elle. J'essayais d'évoquer la question sur quelques plateaux, mais mes paroles n'eurent pas beaucoup d'écho.

J'étais anesthésié. Pour réactiver des étincelles d'envie, je tentais de me lancer dans d'autres projets de recherche sur mon temps dédié. Un chercheur du CNRS m'avait contacté pour évaluer un nouveau test de diagnostic rapide. Je commençai à mettre en place les manipulations pour évaluer cette technique. Déjà pris à plein temps à l'hôpital, j'empiétais de plus en plus sur ma vie personnelle déjà vacillante. Ma suractivité contrastait avec le chômage partiel d'Hannah. Chaque jour depuis des mois, je courais après le temps ; elle ne savait plus quoi en faire. Ma surabsence, sa surprésence. Les inégalités de temps apportaient elles aussi leurs lots de barbelés. Elle fit des allers-retours chez sa mère. Je n'étais plus vraiment là. Elle non plus. J'étais grisé par ma notoriété naissante. Noël arriverait par la petite porte cette année. De toute façon, j'étais d'astreinte. J'avais l'impression que le Covid nous avait infectés tout entiers.

Chapitre 3

Les virus ne font pas réellement partie du règne du vivant. Regroupés dans un milieu de culture, ils ne peuvent ni produire ou utiliser de l'énergie, ni se multiplier, ni croître, qui sont des caractéristiques nécessaires pour faire partie de cet univers. Même si des visions alternatives existent, c'est à ce jour celle qui est majoritairement admise. Ils sont des entités intermédiaires : ni vivant ni son inverse... Cet endroit sans mot.

Leur bout d'ADN ou d'ARN attend, inerte, l'illumination de la rencontre. Seuls et sans vie, ils s'incarnent quand ils pénètrent une cellule vivante. Une fois entrés, c'est comme une fécondation. La cellule cible et le virus forment une nouvelle entité. Le phénomène se produit grâce à une protéine de surface (la clé) et un récepteur (la serrure). Ils sont prédestinés. Lorsqu'ils se rencontrent, tout change. Cette nouvelle entité n'est pas la somme des membres qui la constituent, c'est une transformation. La cellule habitée va complètement modifier son mode de fonctionnement. Elle ne fera plus ce pour quoi elle avait toujours travaillé. Elle ne s'activera plus que pour lui, afin de produire le maximum de virions, et ce jusqu'à leur mort.

Le système immunitaire veille et n'aime pas les faussaires. Mais les virions en circulation iront contaminer un maximum de cellules d'abord chez le même individu. Puis chez d'autres...

Une fois que l'on comprend cela, on comprend pourquoi chercher à empêcher la diffusion d'un variant existant n'est pas une guerre à notre échelle. Dès l'arrivée du variant anglais et la confirmation que sa protéine était plus apte à s'accrocher au récepteur de nos cellules, on savait qu'il nous infecterait plus et qu'il allait plus se reproduire... Il remplacerait donc le virus originel existant. Un tel phénomène est assez banal.

Aussi, fermer les frontières ou reconfiner n'empêcherait pas la diffusion des variants. Dès qu'une mutation est détectée quelque part sur la Terre, vu la vitesse de propagation du Covid et nos capacités à identifier les nouvelles mutations, le variant est déjà chez nous. Ce n'était pas en arrêtant trois lignes aériennes et en bloquant à l'aéroport tous les Brésiliens et les Anglais qu'on changerait quoi que ce soit.

Contrairement à ce que leurs appellations spécieuses pouvaient suggérer, « variant brésilien, sud-africain, anglais », ce n'était pas un phénomène géographique. Certaines des mutations comme la N501Y étaient les mêmes, retrouvées sur trois continents différents.

Il s'agit d'un phénomène évolutif. La même mutation apparaît simultanément dans plusieurs endroits sur Terre. Le Covid était là, et il fallait s'y faire, il resterait là. Il sélectionnerait irrémédiablement ce qui lui permettrait de survivre. La vie est ainsi faite que même la gangrène s'y accroche.

À l'hôpital, l'arrivée du variant anglais dans des services assiégés depuis quatre mois eut un impact désastreux. Nous voyions les courbes de contamination flamber en Angleterre... Sans parler de ce qui se passait à Manaus qui avait soi-disant atteint l'immunité collective... Ils étaient pourtant dépassés par une vague sans précédent et le manque d'oxygène. Le variant brésilien échappait à l'immunité, ce qui lui permettait de contaminer les personnes qui l'avait déjà eu, et qui redevenaient alors contagieuses. Même si ces deuxièmes infections n'étaient pas graves en général, elles permettaient au virus d'atteindre plus facilement ceux qui n'avaient pas encore été touchés. Le concept d'immunité collective n'avait plus cours. Les deux tiers d'immunisés ne protégeraient pas le tiers restant par leurs anticorps. Il fallait viser l'immunité de tous.

On se préparait en faisait l'inventaire de ce que l'on avait. Mais rapidement ce qui nous sautait aux yeux, c'était ce que l'on n'avait plus. La confiance n'était plus là. Nos infirmiers ne voulaient plus faire les concessions qu'ils avaient accepté de faire la première fois. Le personnel n'était plus là. Les réanimateurs nous prévinrent d'emblée qu'ils ne pourraient pas s'étendre comme au printemps. Aux urgences, c'était pire encore. Plus que trois médecins titulaires sur une vingtaine de postes, plus de chef de service, seuls des vacataires venaient encore. Payés mille deux cents euros net la garde *versus* deux cent cinquante euros pour le titulaire. Comment y résister ? Un vacataire, c'est un médecin de l'extérieur qui se fait engager pour une mission par une boîte d'intérim... Les annonces pleuvent tous les jours. Le problème, c'est que cet intérimaire ne connaît pas l'hôpital, pas toujours le logiciel informatique, ni les services, ni les collègues... En général, il est moins apte et moins autonome. Il n'est pas rare qu'il laisse les urgences pleines et aille se coucher en n'ayant géré que les problèmes les plus urgents, abandonnant le reste aux médecins du matin... C'est une vie de mercenaire. Pas d'obligation. Les vacances quand ils veulent. Leur utilisation massive ne faisait que nous fragiliser. Elle amplifiait les défections de poste.

À part quatre Optiflow, des appareils qui permettent de faire de la ventilation à haut débit en salle, nous avions fait que perdre en moyens.

Afin de pallier les problèmes, nous avions formulé des demandes pour assurer la sécurité des patients dans nos unités, mais rien n'est venu. Des Scope, appareils qui permettent de mesurer la tension, le pouls et la saturation en les faisant apparaître sur un écran dans le bureau des infirmiers, auraient permis de surveiller plus de patients avec moins de personnel, sans qu'il y ait besoin de se déplacer... Mais cela coûtait trop cher...

Il aurait fallu une réserve sanitaire ! J'en avais parlé dans deux, trois émissions. J'avais eu pour réponse de Jean Castex et Olivier Véran que l'on ne forme pas des réanimateurs en six mois. À titre personnel et comme beaucoup de confrères, j'ai déjà travaillé en réanimation. Remettre dans le bain des gens qui ont le prérequis ne prend pas tant de temps. De toute façon, ce qui manquait, ce n'étaient pas les réanimateurs, mais des infirmières spécialisées en soins intensifs. Nous avions le temps de les former. Mais qui s'en serait occupé ? Et surtout où choisir les formateurs ? Depuis des années, les économies faites sur le dos du système public faisaient que tous les actifs avaient déjà deux ou trois casquettes. Les hôpitaux à flux tendu ne pouvaient faire de la formation en plus. Personne n'était plus disponible pour un dépassement de fonction supplémentaire. L'État se retrouvait impuissant et sans bras. À force de faire le ménage, il n'avait plus personne qui bossait pour lui. Ce n'était qu'une tête sans corps…

Aux urgences, les patients s'accumulaient. Le Covid, après nous avoir assiégés, décidait de nous achever dans ce nouvel assaut. Moins armés que lors de la première vague, épuisés par une guerre des nerfs, nous allions encore une fois devoir nous reposer sur nous-mêmes. Notre expérience fatiguée attendait l'impact.

Mais avant, nous allions jouer notre joker. Vacciner à mort.

Chapitre 4

Même si des variants échappaient aux anticorps vaccinaux, la préimmunisation protégerait de la plupart des formes graves. Le Covid, responsable de 3 à 5 % de formes graves en première infection et d'un peu moins de 1 % de létalité, n'avait pas fini sa course. Soixante-dix mille morts... Sans préimmunisation, il était capable de multiplier son bilan par cinq au moins...

Notre hôpital avait été choisi pour être congélo-porteur. Cela voulait dire que notre pharmacie allait organiser et réguler la distribution des doses de vaccin de tout le 93. Nous avions de plus ouvert un centre de vaccination dans l'hôpital. Guilène, ma collègue, en assurait la gestion. On était fiers.

Mais la vaccination, d'emblée, fut l'objet de toutes les craintes. Même de grands professeurs émettaient des doutes sur le vaccin à ARN. Je ne voyais plus comment lutter. Alors que le fléau se répandait sur le monde, que faire si l'espoir lui-même avait quitté la boîte ?

J'allongeai mes semaines aux week-ends. Vacciner, vacciner, vacciner. Si on voulait atténuer la vague, il fallait en passer par là...

Au départ, on respectait plus ou moins les restrictions de population émises par le gouvernement. Mais il y avait des oublis impardonnables... Les obèses ? Les cinquantenaires ?

Ceux de plus de soixante-quinze ans n'étaient quasiment jamais pris en réanimation quand ils faisaient des formes graves. Si on voulait éviter de saturer les réanimations, il fallait vacciner ceux qui risquaient d'y terminer ? Sinon nous serions encore plus contraints à faire des choix délicats...

La veille du premier jour de l'ouverture du centre de vaccination, j'étais affecté. Je venais d'apprendre la mort de M. Lewis. Il avait la cinquantaine, mais en faisait quinze de moins. Son corps fin et musclé, sa peau d'ébène soutenaient un regard tendre. Il avait été rapatrié malade du Mali, pays soi-disant indemne du Covid lui aussi... Quand il était arrivé, son état n'était pas grave, pourtant, il semblait inconsolable. Je lui dis que tout irait bien, je le croyais à ce moment. Il s'était alors retourné vers la fenêtre. De dos, ses larmes coulaient sans bruit. Son état s'était aggravé brutalement quelques jours plus tard. Son transfert en réanimation et son intubation n'avaient pu le sauver. « Tout ira bien... » Tu parles !

Dans ma nécropole mentale j'avais trop d'histoires de ce type. Impossible de renvoyer chez eux les patients de cinquante ans qui s'étaient inscrits au centre sans les vacciner. Je pense que tous les médecins ayant travaillé dans les unités Covid ressentaient cela.

Je faisais à ces patients une petite leçon de morale en leur disant qu'ils n'étaient pas prioritaires. Que ce n'était pas normal de s'inscrire hors indication. Je faisais semblant d'être scandalisé, de dire que les prendre était exceptionnel, qu'on manquait de doses. La leçon cherchait à éviter des inscriptions massives. Les médecins ne servaient à rien dans cette campagne de vaccination. Ils coûtaient cher pour faire du secrétariat. Des infirmières en ligne auraient suffi. Mais peut-être qu'un rôle inattendu nous incombait : ne pas faire respecter les règles.

Chapitre 5

Sous les assauts de la troisième vague, mes cauchemars me reprenaient. C'était avec M. Édouard, il était coincé quelque part. Un endroit où il me fallait le récupérer. Sinon ce serait très grave. Il serait très en retard. On allait rater l'avion. Il allait perdre sa jambe. Les problèmes changeaient. Le déroulé était confus. La solution était glissante, l'origine du mal insaisissable. Je n'arrivais pas à stabiliser la situation. L'angoisse montait en escalier. Moi aussi, je les grimpais. Je courais. C'était le même marbre que celui de l'appartement que nous avions à Nice quand j'étais enfant. Dans la cage d'escalier, des gens me ralentissaient, me demandant de les aider eux aussi. Je perdais le fil. Poussais des portes. Je réalisais que M. Édouard était mon père. Je me réveillais tiraillé. Rassuré que ce ne soit qu'un cauchemar. Effondré de comprendre qu'il était déjà trop tard. On ne peut plus rien pour les morts.

Cela faisait des années que je n'avais plus fait ce type de rêve. Mon père était mort depuis quinze ans. Ces sauvetages avortés avaient acidifié bien des réveils pendant trois ans. Ce n'était qu'après lui avoir écrit que j'avais pu m'en débarrasser. Étrangement, j'étais dans un bar glauque de Bangkok. C'était l'époque où je bossais au Cambodge. J'étais en escale entre Paris et Phnom Penh. J'étais tout seul au milieu des gens. Le vide de la foule me ressourçait. J'avais sorti mon carnet. Je lui écrivais enfin ce que j'aurais voulu lui dire.

Les mots coulaient avec les larmes. Ces mots que je n'avais pas prononcés après le long discours du doyen. Après ce moment enveloppant, les cauchemars avaient cessé. La vie avait repris son chemin. La boucle mentale s'était apaisée.

Je pensais être libéré. J'oubliais qu'il n'y a que des sursis. Le Covid me ramenait mes cauchemars. La mort était à nouveau un présent. Le passé se rapprochait. L'avenir se dérobait derrière un épais brouillard.

Ma relation avec Hannah déjà mise à mal par nos rythmes inversés imposés par la crise, et par mes visions d'un avenir sans berceau, explosa à ce moment à cause de mes comportements. C'est moi que je visais. C'est elle que j'ai touchée. C'était injuste.

On s'était retrouvés quand je tombais malade. Nous avions construit sous l'égide de la fin de la première vague. Nous avions été usés par le faux rythme de la deuxième vague. Devant la montagne de la troisième vague, nous chavirions. Le Covid avait joué avec nos vies. C'était devenu un combat personnel entre lui et moi. Le reste du monde n'était plus qu'un décor.

Au fort de l'hiver, plus rien ne me réchauffait. Je n'arrivais plus à comprendre ce qui m'arrivait. J'emménageai provisoirement chez Olivier pendant cette période de trouble. J'allais à nouveau à l'hôpital la boule au ventre. Mme Laura, soixante-cinq ans, était là depuis quelques jours. Elle avait la chevelure blanchie, malgré un port juvénile du menton, bien haut, comme une reine. Aujourd'hui, son menton tombait. Elle se penchait sur l'écran de son smartphone pour suivre l'enterrement de son mari par Skype. Lugubre. La lumière de l'écran et le tableau du reste. Il était mort pendant mon dernier week-end d'astreinte. Les larmes intensifiaient son regard bleu. Le masque à haute concentration ramenait une réalité cruelle à son visage. Pendant qu'elle sanglotait au rythme de ses épaules, le masque paraissait danser.

Ce jour-là, dans le service, j'avais l'impression de marcher au ralenti. En général, l'hôpital, c'est triste. Depuis un an, c'était tragique. Là, je n'avais plus les mots. C'était compact. L'air me semblait irrespirable. Je sentais l'angoisse taper contre ma poitrine. Des « je veux sortir » aux « je veux m'en sortir ». Je recevais le tout sans armure. Désarmé par ma séparation. Mon vide absorbait tout. Je franchis l'encadrure de la porte de Mme Laura sans la traverser. Impossible de la réconforter. Rien de rassurant pouvait sortir de ma bouche. Je pouvais pleurer avec elle, en lui tenant la main. Ce n'était pas mon rôle. Elle avait sa famille pour ça. J'en avais marre de cette vie. Marre de ces questions sur la mort, le deuil, que notre profession recevait au jour le jour. Sans Hannah, sans sortie, sans week-end, je n'étais plus apte. Je voulais partager avec les autres ce rêve moderne. Celui de l'inactivité. L'idéal du start-upper : un gros coup et une vie de rentier. La classe…

Plus loin dans le couloir, je voulais rejoindre l'atoll des autres : le bureau des internes. Quitter le couloir des malades et rejoindre l'îlot des vivants. La salle où l'on se racontait ce que l'on avait vécu lors de nos expéditions dans les différentes chambres, comme un comptoir commercial d'exilés.

Pendant que les malades s'échouaient sur nos côtes, les vivants rassemblaient leurs expériences. Ils faisaient ça avec des odeurs de café, la mine fraîche. On y côtoyait la mort sans se sentir complètement concerné. À quelques mètres de la terre promise, j'entendais des rires.

Pourtant, je m'arrêtai devant la chambre de Mme Nate. Le malheur magnétique attirait mon regard. Malgré ses quatre-vingt-treize ans, elle était atteinte d'un Covid mineur. Sa première dose de vaccin quinze jours avant y était peut-être pour quelque chose. Son fils n'y avait pas eu droit. Cinquante-neuf ans. Il n'était pas prioritaire malgré son surpoids. Il vivait avec elle, avant ; il luttait maintenant pour survivre à la Pitié-Salpêtrière. Transféré des urgences directement en réanimation, il était intubé depuis cinq jours. Le courant des abysses tentait de m'emporter encore vers le fond. Ne pas s'arrêter. Je n'avais pas l'énergie. Pas encore, c'était trop tôt. J'arrivai dans le bureau.

Les internes buvaient leur café. Fanny prenait des nouvelles quotidiennes du fils de Mme Nate en appelant les collègues. Elle n'affichait pas sa joie habituelle. Aucune blague en jachère dans ses yeux. Quelque chose n'allait pas. Je compris. Il était mort.

Après avoir avalé la nouvelle, je fis un tour aux toilettes. Les tasses à nettoyer s'accumulaient sur la céramique jaunie du lavabo. J'avais soif. L'eau ne me désaltérait pas. Elle m'écœurait. Insipide. Le café amer aussi. Rien ne me faisait envie. J'avais pourtant besoin de tout. Hannah m'avait écrit un message. Les larmes me montaient en le relisant. Je la revoyais sur la place Saint-Marc. Ses éclats de rire faisaient s'envoler les pigeons. Je passai ma tête sous l'eau. Mon cœur battait trop fort dans ma poitrine. J'essayai de me calmer. Je devais aller voir Mme Nate pour lui annoncer la nouvelle. Je me mis deux claques en face du miroir. Il fallait y aller, malgré tout.

Elle eut un geste d'impuissance. « Ah, je savais qu'il n'était pas bien, c'est tragique, tragique... J'espère qu'il est parti sans souffrir. » De mon côté j'étais déçu. Je pensais qu'elle exploserait. J'avais besoin d'incendie. Un mouvement de colère face à ces décisions gouvernementales incompréhensibles. Elles l'avaient protégée, mais pas son fils ! Je voulais le feu, je récoltais son silence. Pas de cri. Pas de détonation. Rien. J'avais toute ma vie durant fait de la mort un échec. Un échec de rage. Comment allait faire Mme Nate pour rentrer chez elle ? C'était son fils unique.

Je n'arrivais pas à entendre son message. Pourtant il était lumineux. Il y a des colères inutiles et des hommages précieux. Elle m'offrait une rédemption dans sa vision, et je ne l'acceptais pas.

Quelques jours plus tard, on l'envoya dans l'unité de rééducation Covid. Fanny préparait les papiers pour son départ du service. Elle s'était attachée à elle. « Vous allez voir ça va vous faire du bien la rééducation ». Il n'y avait plus de kiné en rééducation, je ne voyais vraiment pas quel bénéfice elle pourrait en tirer en restant allongée dans un lit. Je n'arrivais plus à penser positif. Fanny se retournait vers moi : « Elle est trop mignonne ».

Chapitre 6

Le soir de cette journée sans fin, je rentrai chez Olivier. Je squattais son canapé dans son studio. Revoir mes amis m'a fait le plus grand bien. Olive avait une générosité instantanée, une culture précise. Il était un des plus grands « faiseurs d'un monde meilleur » que je connaissais. Dans l'état dans lequel j'étais, je ne pouvais pas trouver meilleur refuge. Notre pote Patrice était là, le regard amusé : « qu'est-ce que t'as foutu toi encore ! », me lança-t-il avec ses façons un peu bonhomme, sa manière à lui d'être tendre. Ils étaient en train de réfléchir à un festival de théâtre sur les lieux du patrimoine : « Les dionysiaques ». J'étais sidéré par le présent, eux préparaient l'avenir. En poussant la porte, j'avais l'impression de tirer une charrette. Le Covid, le boulot, ma séparation, l'appartement… Brusquement, tout me parut lointain. En entrant dans leur univers, je posai mon fardeau.

Bières. Cigarettes. Débats jusque tard dans la nuit. Sous la lumière directe des ampoules régnait une ambiance chaleureuse. Les sujets continuèrent de défiler. La vie, la mort, le couple, nos peurs à ne jamais y arriver. Tout paraissait bénin emmitouflé dans le cocon de nos vieilles amitiés. Un prétexte pour un rire… On s'endormit dans le studio d'Olive. À presque 40 ans, on parlait encore du fameux hameau dans lequel nous aimerions tous vivre, loin des carrières sentimentales et professionnelles.

Le lendemain, je retournais au centre de vaccination. À la fin de la journée, le centre était vide. Il restait deux doses. Une pour moi, l'autre pour l'infirmière. Chacun l'injecta à l'autre.

J'avais eu l'occasion d'en bénéficier plus tôt, mais j'avais refusé. Je ne voulais pas me faire vacciner avant ma mère. J'avais déjà eu le Covid, j'étais jeune. À présent je me sentais moins coupable de prendre une dose.

En quittant le centre, je pris un peu l'air. J'avais mis ma prime Covid dans un vélo électrique. Pédaler malgré le froid redonnait du ciel à mes journées. Après le verre pilé de Villepinte, il n'y avait que du canal. Les enfants, les cygnes, les chiens, la partie verte et vallonnée en bord de canal à Aulnay me donnent l'effet réconfortant de la Comté dans *Le Seigneur des anneaux*.

Contrairement aux journées que je connaissais à l'hôpital, ces journées au centre de vaccination, je les terminais avec le sourire… Je me disais que bien des gens devaient connaître ça. Quitter leur travail la tête légère. J'essayais de laisser de côté les sempiternelles injustices, comme le fait que les médecins libéraux étaient rémunérés entre mille et deux mille euros par jour pour vacciner, quand les agents du public le faisaient gratuitement pendant la semaine, et avec un dédommagement trois fois moindre le week-end. Alors qu'on était tous dans des box à côté les uns des autres… L'impression générale des hospitaliers était que l'État nous détestait. Nous étions son propre corps, mais comme un adolescent mal dans sa peau, il se scarifiait.

Je regardais le canal défiler. La vaccination n'était de toute façon pas une question d'argent. J'étais aspiré par le mysticisme de l'époque. À chaque dose injectée, je pensais diminuer la force et le pouvoir du Covid. En injectant le vaccin, j'avais l'impression d'exorciser le mal. De participer au désembrumement des esprits hystérisés. Quand ils sortaient de mon box, je les voyais reprendre les chemins dociles de la raison.

Le lendemain, je ressentais un peu de fièvre et de fatigue. C'était le vaccin. Je m'installai dans la baignoire d'Olivier. Depuis que je vivais à Paris, je n'avais quasiment plus pris de bain. Glisser dans l'eau me donnait l'impression de me régénérer. C'était comme un plongeon dans l'enfance.

Sur mon portable, un message de BFM, un message de LCI, un message de TPMP… J'étais sollicité pour parler des vaccins. Je cherchais à apaiser les esprits, mais mes interventions ne me satisfaisaient plus. Toutes ces voix qui parlent du Covid… Trop de gens donnaient leur avis… Des gens qui parlaient, qui parlaient encore et encore, qui donnaient des informations partielles, en s'excitant dessus… Plus ils y mettaient d'émotion, plus ils étaient audibles. Une émotion qu'ils simulaient dans un monde de comptables. Je n'en pouvais plus de participer au bruit.

Je glissai ma tête sous l'eau. L'acoustique aquatique tamisait les battements de mes tempes. Ma respiration de surface m'emplissait le crâne. En me concentrant sur la synchronisation des deux, je me calmai. Le cliquetis métallique du siphon que je tripotais avec mon pied me donnait la sensation qu'à tout moment tout pouvait disparaître par le vortex de la vidange. Du radical, il n'y a que cela qui marquait les gens et les tendances. Les interrogations n'intéressaient personne. Mon message de défense de l'hôpital, à quoi bon au fond ? Je n'allais pas porter toutes les défaillances d'un système sur mes épaules.

Je me racontais que je voulais redonner de l'espoir dans le cœur des gens. Suturer les lignes de conflits que je voyais un peu partout s'ouvrir sur le thème du Covid en France. Mais l'âpre vérité, c'était que j'essayais surtout de me convaincre moi-même. Difficile de savoir qui l'on est derrière le perroquet. Perdu au milieu de la foule, je n'étais qu'un grésillement surnuméraire dans l'océan des voix participant à la migraine collective…

Je ne comprenais pas les craintes contre le vaccin. Pourquoi faisait-il plus peur que les médicaments ou les chimiothérapies ?

Un de mes patients, amateur de drogue notoire, me dit ainsi : « On ne sait pas ce qu'ils mettent dedans… » Cela me fit rire. Ce qu'il y avait dans le vaccin, dans les grandes lignes, on le savait très bien… Mais je n'étais pas sûr qu'il connaisse réellement la recette de ce qu'il prenait pour faire la fête le week-end. Si on se mettait à faire plus confiance aux cartels de Medellín qu'à la science, notre millénaire commençait bien...

La vaccination permet à notre système immunitaire d'éviter une réaction inflammatoire délétère. C'était le meilleur moyen de lutter contre les infections virales aiguës… Certains avaient peur des effets au long cours. Tout est possible… Mais après avoir mimé une infection, la particule vaccinale est éliminée en quelques heures. Aussi, les inquiétudes sur des effets rémanents n'étaient pas pertinentes. En tout cas, bien moins pertinentes qu'avec n'importe quel médicament pris régulièrement... Le Covid, lui, on le savait, donnait des formes au long cours. Difficile de justifier la préférence du mal au vaccin.

Qu'est-ce que les gens avaient contre ce procédé ? La vaccination fait partie des rares découvertes médicales à avoir augmenté l'espérance de vie. Elle représente une chance. Je veux bien qu'on soit naturaliste et qu'on aime les maladies, mais défendre cette position de nos jours est facile quand on oublie qu'avant la vaccination, un enfant sur deux mourait en bas âge.

Les vaccins ont d'abord été développés contre la variole. Un virus qui donnait une sorte de varicelle, mortelle pour plus d'un tiers des infectés. Cette maladie existait depuis l'Égypte ancienne. Les traumatismes engendrés par ce virus ont marqué l'histoire des hommes. Des traces de ses ravages ont été consignées par des générations de parents, de frères et de sœurs. En décimant la population mondiale, en massacrant, plus que les conquistadors, les civilisations précolombiennes, la petite vérole était la manifestation de l'arbitraire. Une personne sur trois en mourait. Les survivants restaient défigurés.

C'est en Chine vers la fin du XVIe siècle que les premières méthodes pour la combattre furent développées. Les titres de noblesse de leur « médecine préventive », plébiscitée aujourd'hui par ceux qui se disent contre la médecine dite « occidentale », viennent entre autres de la variolisation, ancêtre de la vaccination.

En inhalant des pustules de vérole responsables de la forme mineure de la maladie, ils réalisèrent qu'ils se protégeaient définitivement de la forme majeure. Ce n'était pas sans risque. 1 à 2 % des personnes étaient emportées par la maladie ainsi induite. Cependant le jeu en valait la chandelle. La méthode se répandit rapidement parmi les élites mandchoues.

Quand, au XVIIIe siècle, la femme de l'ambassadeur de Grande-Bretagne en Turquie, Lady Mary Wortley Montagu, ramena la variolisation en Europe, elle annonça : « Je suis assez patriote pour populariser cette invention utile à l'Angleterre, et je ne manquerais pas d'écrire à nos médecins, si j'en connaissais un capable de se montrer assez vertueux pour se priver d'une grande partie de ses revenus pour le bien de l'humanité. Mais cette maladie leur est financièrement bien trop bénéfique pour qu'ils acceptent de l'éradiquer… »

Amusant de voir que le procès inverse est fait aux médecins qui plaident pour la vaccination aujourd'hui.

La mortalité de la procédure faisait polémique. Certains Anglais avançaient comme argument que c'était un moindre mal, tandis que de nombreux Français trouvaient fou d'inoculer un mal qui pouvait être évitable. En 1760, Bernoulli, médecin suisse, réalisa l'une des premières études épidémiologiques de l'Histoire afin de trancher si elle avait un intérêt. Le résultat, trois ans de gain d'espérance de vie : de vingt-six ans, on passait à vingt-neuf grâce au procédé. La méthode ne fit tout de même pas l'unanimité. C'est la faiblesse de la médecine préventive… Les cas sauvés sont invisibles. Du procédé, on ne voyait que les morts…

À la fin du XVIIIe siècle, Jenner, un médecin anglais, s'intéressa à une forme de la variole de la vache que développaient les femmes en contact avec des pis infectés lors de la traite. Cette maladie s'appelait la vaccine. Les personnes infectées étaient protégées de la variole humaine après une petite éruption. Il décida de l'inoculer au fils de son jardinier avec succès. C'est ainsi que débuta la « vaccination ».

Depuis, la méthode a été utilisée partout sur Terre. En 1979, la variole est officiellement éradiquée de notre monde. Les médecins ont fait mentir Lady Mary Wortley Montagu. Ils ont préféré soigner que continuer à s'enrichir grâce à une maladie mortelle. Tout n'est pas si noir sur Terre…

Aujourd'hui plus personne n'est « vacciné » contre la variole puisque le pathogène a disparu grâce à la vaccination. On ne distribue plus un remède rendu caduc. Tout cela pour dire que les vaccins ne sont pas qu'une histoire de lobbies pharmaceutiques ou de complot mondial. C'est l'une des plus grandes découvertes de l'humanité.

Quand j'entends ceux qui s'insurgent contre le Big Pharma et les profits de l'industrie dans cette crise, je comprends. Mais plutôt que de combattre le procédé de la vaccination, combattez les brevets. Ils permettent à quelques labos de s'enrichir pendant que le monde meurt de ne pas avoir suffisamment de doses…

Je dois avouer que j'ai été choqué par leur attitude, d'une banalité coupable… Jonas Salk, après avoir développé le vaccin contre la poliomyélite, ne l'avait pas breveté. Il avait dit : « Ce serait comme déposer un brevet sur le soleil. »

Chapitre 7

Nadège est venue me voir car Mme Marco faisait un scandale. Son chocolat au lait n'était pas assez chaud. Depuis qu'elle allait mieux, elle se faisait entendre. Elle s'était aussi plainte auprès de sa fille qu'il n'y ait pas de douche dans sa chambre. C'était désolant… Mais tant que le gouvernement ne nous donnait pas les moyens, que pouvions-nous y faire… Dans le service, nous n'avions qu'une douche pour vingt-cinq patients, et dans un état déplorable. J'essayai de calmer sa fille indignée au téléphone :

– Certes c'est embêtant, mais le plus important c'est que votre maman aille mieux.

– Heureusement qu'elle va mieux. Vous faites votre boulot, non ? Elle ne peut pas se doucher et vous trouvez ça normal ?

– Non. Ce n'est pas ce que je dis. Je dis juste que sur le plan médical, son état était inquiétant. Elle est arrivée avec de gros besoins en oxygène, les choses s'améliorent. Les traitements que nous lui avons donnés sont efficaces. Elle ne les aurait sûrement pas eus partout et ils fonctionnent bien chez elle. C'est plutôt positif quand même…

– Mais pour qui vous vous prenez ? Vous voulez que je vous applaudisse pour faire votre travail ? JE N'APPLAUDIS PAS LES SOIGNANTS !

Elle raccrocha. Son cri résonnait dans ma tête. Qu'avions-nous fait pour inspirer tant de colère ? C'était la fin des applaudissements. La fin de la concorde. On nous faisait passer un message : « Tout est votre faute. »

Estomaqué, je me dirigeai vers la chambre de Mme Colin. Dans son lit, elle ne faisait pas son âge. Une peau trop blanche et trop lisse pour quatre-vingt-cinq ans. Chevelure soignée, manucure impeccable, elle était restée femme. Seule sa cornée blanchie derrière ses grosses lunettes laissait présager le passage du temps. Son regard en revanche restait perçant, une lumière en prise directe que la lassitude ne semblait pas avoir encore voilée. Un caractère forgé. Sur la table basse bien rangée, un Sodoku, des mots croisés et un roman d'amour de lycéenne.

– Si je suis là c'est que j'ai décidé d'en finir docteur.

Elle avait passé la dernière année isolée dans un monde qui s'effondrait. Elle en avait déjà trop vu. Ce n'était plus son univers. Sa voisine venait d'accoucher. Enfin quelque chose qui lui donnait envie de fêter la vie. Mme Colin savait que la jeune maman était infectée par le Covid. Elle n'était pas vaccinée. Elle décida d'y aller quand même.

– C'était mon choix. Je savais ce que je risquais, je savais ce que je gagnais. Maintenant laissez-moi partir tranquille...

Elle avait passé une après-midi entière sans masque à jouer avec le bébé. Six jours plus tard, elle arrivait chez nous, ne demandant rien. Rares étaient ceux qui déculpabilisaient nos échecs. Le Covid et la solitude étaient deux maux, qui devenaient de véritables fléaux chez nos aînés. Combien préféraient mourir plutôt que de risquer l'oubli ?

Quelques jours plus tard, Mme Colin agonisait. Sa détermination et les traitements que nous lui donnions ne purent effacer l'angoisse de ses derniers instants. Cela mit un coup au moral de l'équipe. Ils la voyaient tellement forte. Nous rêvions tous secrètement d'affronter la mort résolus comme elle. On a beau fantasmer un idéal, la mort reste un vertige.

Chapitre 8

Je mélangeais les histoires. La surabondance de morts avec les fameuses « limitations thérapeutiques » avait émoussé en un an mon empathie. Avant le Covid, les antécédents médicaux sérieux représentaient un défi, ils étaient devenus aujourd'hui une cause d'abandon. Nos internes, dans le service depuis novembre, découvraient la violence avec la troisième vague. Régulièrement, en fin de journée, ils fondaient en larmes en se serrant dans les bras les uns les autres.

Habituellement une telle scène m'aurait chamboulé. À présent, j'étais froid. En un an, le Covid m'avait durci. La tristesse avait fermenté pour devenir du morne. Je m'étais pourtant promis, étudiant, lors d'un cours de dissection, de ne jamais prendre à la légère un décès : « Il ne faudra pas qu'on oublie quand on en verra beaucoup : chaque patient ne meurt qu'une fois... »

J'avais réussi à maintenir cette vision longtemps. Mais elle s'était émoussée cette année. Trop de morts. Cette macabre farandole avait érodé mes principes.

En voyant les internes pleurer, je découvrais que je n'étais plus l'épaule que j'avais été et que j'aurais dû rester. Je me surprenais parfois à penser : *Ça va, il était dément et grabataire, on ne va pas en faire toute une histoire.* Puis je tournais les yeux et entrais dans une chambre.

M. Omar, sous un débit de neuf litres par minute, était dans un état clinique limite pour rester en salle. Il ne serait pas pris en réanimation. Je lançai nos thérapeutiques. Une nouvelle publication sur les anti-IL6 validait enfin notre protocole en place depuis un an. Nous étions depuis le début sur la bonne voie.

Quand j'entrai dans la chambre, il me reconnut. D'habitude, les patients des unités Covid ne me reconnaissent pas. Mais là, il me prit à partie.

– Je vous ai entendu parler à la télévision, c'était bien vous ? Vous pensez quoi de l'hydroxychloroquine et de l'azithromycine ?

On en était encore là.

– J'en pense rien, monsieur Omar, j'en pense rien. Remettez votre oxygène.

Cette manie qu'ils avaient tous de retirer leur oxygène.

Chapitre 9

Il faut oser pour sauver.

On ne saura jamais vraiment combien de gens sont morts à cause du ralentissement de la campagne de vaccination liée à la polémique sur l'AstraZeneca. Entre ceux qui ont pris peur et ceux qui n'ont pas eu leurs doses. Pourtant le risque était minime… Alors que les patients Covid, qu'est-ce qu'ils thrombosaient ! Embolies pulmonaires, accidents vasculaires cérébraux, ischémie des jambes, amputations… Tous les médecins connaissent la balance bénéfice/risque, dommage que les gouvernements ne l'aient pas prise en compte. C'est à ce moment que je décidai d'accepter à nouveau les invitations sur les plateaux télé. Il fallait expliquer, malgré la lassitude…

Un soir je quittais l'émission de David Pujadas. Dans le taxi, comme à notre habitude, ma mère m'appela. Elle me trouvait fatigué.

– Ça va, maman.

Je venais d'apprendre le transfert en réanimation d'une urgentiste de notre hôpital, à trente-neuf ans… Covid sévère.

Le taxi défilait dans Paris. La circulation était fluide, les Parisiens s'étaient repliés ailleurs.

Je pensais à notre collègue. Elle avait dit : « Vouloir attendre un peu, on ne sait jamais. » Et ce fameux « Ça fait un an que je ne vois que des Covid aux urgences, je dois être immunisée ». Son visage toujours souriant, à présent maculé d'escarre. Le décubitus ventral, ça vous troue le visage. Ça, personne ne le dit. Les courbes sont propres. Les schémas lumineux pendant que la pourriture qu'ils symbolisent gangrène à l'hôpital.

Mon cœur avait séché. Maintenant que le vaccin était là, tout cela était encore plus insupportable. La troisième vague me torpillait. J'avais l'impression d'être médecin militaire en 1918. L'armistice était pour bientôt, mais en attendant les balles étaient toujours aussi efficaces.

Je faisais en sorte de ne plus m'attacher aux patients. Mettre ça à distance. On venait de recevoir un de ces gros clusters, comme savait si bien les créer le variant Alpha. Tous les résidents d'une MAS (maison d'accueil spécialisée) à côté de l'hôpital l'avaient chopé, une bonne partie d'entre eux déboulait à l'hôpital.

Ces adultes handicapés étaient plutôt jeunes, mais on avait tout de même beaucoup de formes graves. Au départ, je m'étais dit : pas de communication, ce serait plus simple pour ne pas créer de liens. Mme Paulette faisait partie du lot. Je remplissais son admission. Quand je suis entré dans la chambre, son état me mit mal à l'aise. Elle avait fait une hypoxie cérébrale à la naissance. Un œil blanchi par une taie était exorbité à cause d'une exophtalmie majeure, une obésité sévère, et des jambes asymétriques. Au fond de son lit, sa difformité était difficile à regarder en face.

Nous avions accueilli la veille deux autistes du même centre. Cela faisait vingt-quatre heures qu'ils criaient en permanence des « Ahouuuuuu, ahouuuu, ahoouuuu » qui se répandaient dans les couloirs. On avait l'impression qu'ils se répondaient l'un à l'autre. Il y avait quelque chose de la meute de loups dans leur complainte. Ce son entêtant insupportable participait à une irritabilité générale.

J'essayais de poser des questions à Mme Paulette, mais on ne s'entendait pas. De toute façon elle me regardait avec ses trop grands yeux sans comprendre. C'était évident que je n'obtiendrais aucune réponse à mes questions.

Mme Paulette avait vieilli sans grandir au milieu des gémissements. Son silence avait une jolie pudeur. Son état à la naissance avait découragé ses proches. Abandonnée, elle avait vécu au milieu de professionnels. Nombre d'entre eux étaient déjà partis à la retraite.

En la voyant me regarder avec lenteur, je compris qu'elle ignorait tout de sa solitude. Elle se sentait entourée, pour elle tout allait bien. Cette fragilité insoupçonnée d'elle-même me troubla.

Son état clinique était préoccupant. Elle avait déjà besoin de six litres d'oxygène et nous n'étions qu'à cinq jours du début des symptômes. Ces circonstances me laissaient présager qu'elle ne s'en sortirait pas. En tout cas, pas sans réanimation. Et qui irait la prendre dans son état ? Comme l'année passée, les critères pour rentrer en réanimation se durcissaient. Comme en médecine de guerre, on donnait leur chance à ceux qui avaient les meilleures probabilités de s'en sortir. Grabataire, obèse, ne sachant pas où elle était, elle ne supporterait pas le tube. Elle s'arracherait les tuyaux et les perfusions. Comme beaucoup, dans l'incompréhension, elle agirait contre elle-même. J'appelai nos réanimateurs pour discuter du dossier. J'appelai aussi les gens du centre pour prendre leur avis. Tous s'accordaient à penser que pour Mme Paulette la réanimation serait trop lourde.

Les infirmières que j'avais au téléphone me firent part de leur souhait de venir la voir. Elles connaissaient son anxiété de tout. Il lui faudrait des réserves de réassurance pour ce qu'elle allait traverser.

Chapitre 10

Le soir, je retrouvais Hannah. Nous voulions savoir où nous en étions. Elle voulait quitter Paris. Elle aimait les choses claires et définies, moi je vivais dans des nuances de gris. Elle s'épuisait à trancher ma brume, je m'épuisais à tempérer ses décisions. La soirée fut apaisée. Ce soir-là, nous dormions ensemble. Un vent d'espoir était là. La nuit fraîche était réconfortée par la chaleur de nos corps. Dans le silence, après toutes les discussions, l'immobile nous réunissait.

En fin de semaine, je reprenais des couleurs. Nous avions prévu avec mes collègues et les internes, pour aiguillonner un peu la vie à l'hôpital, de terminer la semaine par un « staff tropical ». Nous étions tous vaccinés, nous voulions apaiser les plaies de cette année chargée. À midi, je filai au *Carrefour* en face de la gare. J'achetai des acras, des bières et du rhum. Scherazade, une de nos internes, toujours à faire des cœurs partout avec Ambre et Fanny, venait me chercher en voiture. J'avais rempli un caddie. Faire passer toutes les bouteilles dans l'hôpital la faisait marrer. On avait l'impression de faire de la contrebande d'apéro. Elle ne buvait pas, c'était d'autant plus drôle. Dans le service, on avait reçu un frigo grâce à l'association Anne Roumanoff. Il fut rapidement rempli.

Scherazade, Alexandre et Jonathan avaient préparé des trucs à grignoter maison. Lorry, notre infirmier, nous servait des petits verres précis de rhum, selon les rituels ancestraux de son oncle. L'envie de célébrer la vie prenait le dessus. C'était bientôt la fin de leur semestre.

Pierre diffusait de la musique sur son enceinte Bluetooth, je voyais les visages s'éclairer. Mais, vers vingt heures, Laetitia, une de nos infirmières, nous appela. L'état de Mme Paulette se dégradait. Au fond de son lit, elle était en hypothermie. On lui mit une couverture de survie. Les couleurs doré et argenté du film de polyéthylène l'enchantèrent :

– Oh, c'est joli, c'est Noël.

On s'affairait autour d'elle. La saturation plafonnait sous son masque à haute concentration au débit maximal.

On lui mit la canule d'Optiflow dans le nez.

– Passe-lui une deuxième dose de Tocilizumab…

Elle ne semblait pas comprendre ce qui se passait, elle me regarda.

– J'ai peur de mourir. J'ai peur de mourir. J'ai peur de mourir.

Sa voix venait tout droit de l'enfance. Le texte n'allait pas avec le timbre. C'était inattendu. C'était déchirant. Elle n'avait plus que nous. Nous avions statué. J'avais baissé les bras. Des larmes montèrent. Je la rassurai en lui passant la main dans les cheveux…

– Tout ira bien.

Je le dis une fois seulement.

Le « staff tropical » avait tourné court. On avait rangé les assiettes, les verres. Quand Mme Paulette fut stabilisée, j'avais la nausée.

Il faisait nuit. Sur le chemin du retour, je cherchais à comprendre pourquoi j'étais si bouleversé. Je savais qu'elle partirait dans le week-end. J'étais d'astreinte. Ce serait donc pour moi. L'idée m'était insupportable.

Malgré tous les gens que j'avais vus partir cette année, je m'effondrais pour elle. Je pensais que mon cœur était sec… Pourquoi la perspective de sa mort me pesait ainsi ? Un phénomène d'accumulation ? Le verre de rhum ? La fragilité de cette éternelle enfant ?

Je filai vite à vélo. Je m'abritai sous un pont entre deux giboulées. Le crachin avait mouillé mon visage. En face de moi trônait l'hôpital Jean-Verdier. Son imposante bâtisse en bord de canal faisait illusion pour une coquille vide. La plupart de ses activités avaient été fermées…

En regardant ce gros hôpital, je ne pus m'empêcher de repenser à Mme Paulette. Abandonnée de tous, inutile dans une société rendue sordide par l'obsession de rentabilité, son destin et celui des hôpitaux publics m'apparaissaient communs. Son histoire était un écho, son visage un miroir difforme. Mort de l'idéal, mort de la candeur.

La pluie s'intensifia. Ce n'était pas une pluie parisienne, mais une pluie que je connaissais de Nice ou du Cambodge. Tropicale elle aussi. Inutile d'attendre l'accalmie, je repartis, rapidement trempé de la tête aux pieds. Je ne sentais plus les larmes.

Chapitre 11

Mme Paulette mourut le lendemain. Son visage avait l'air reposé. Après avoir rempli la paperasserie, je vis son gros corps partir à la chambre mortuaire.

À midi, je restai pour déjeuner avec les infirmiers et les aides-soignantes. Marie-Thé partait à la retraite. Un joli pot discret comme elle. Elle travaillait ici depuis trente ans. Elle ne serait sûrement pas remplacée. Il y avait du poulet boucané et de la nourriture épicée, on écoutait du calypso.

Alors que je tillais Marie-Thé en lui demandant de rester, Bénédicte, l'une de nos super infirmières, m'interpella :

– De toute façon, on va tous partir…

Je me retournai.

– Pas toi quand même ?

– Mais tu n'es pas au courant ? Je me casse aussi. En septembre. J'en-peux-plus, dit-elle de manière scandée. Je ne devrais peut-être pas le dire aussi fort parce que mes collègues ne vont sûrement pas être d'accord, mais… ce n'était pas une histoire de salaire. Le salaire ça va. J'habite à la campagne, avec mon mec on s'en sort. C'est surtout un problème de boulot. On n'est pas assez nombreux, on n'a pas le temps de parler aux patients, on fait de l'abattage, c'est épuisant. Et surtout, c'est inintéressant. Ça a fait un moment que la situation se dégrade. Mais là... (Elle interpellait Corinne) C'est simple, ça a débuté quand ils ont commencé à nous retirer les couvertures à l'hôpital, tu te rappelles ?

Corinne hochait la tête.

– C'est bien simple, les conditions à l'hôpital sont devenues intenables. Moi qui adore mon boulot, je me demande aussi, si je ne vais pas m'arrêter...

Bénédicte enchaîna :

– Nos chambres en hiver sont gelées. Et l'été, les mêmes chambres se transforment en saunas. Il doit faire 40 °C dedans. Sans clim. Franchement, c'est de la maltraitance. Ils nous ont filé après la canicule deux clims transportables pour vingt-huit patients. On est obligés de faire des réunions entre nous pour décider à qui on donne la chance d'avoir la clim... C'est dingue ! Après, ça a été la disparition des petites cuillères. Tu sais qu'on n'avait même plus de couverts pendant quelques jours ? C'est Corinne, aide-soignante, payée au Smic, qui a rapporté ses propres couverts pour que les patients puissent manger. Sans parler de la machine à laver, qui est restée cassée pendant trois mois à cause d'une pièce à cent euros que le prestataire ne voulait pas nous livrer... Normal, l'hôpital a trois ans de factures non payées ! Du coup, qui devait faire la vaisselle à la main en plus du reste ? Nous... Sans effectif en plus, bien sûr ! Est-ce qu'un type de l'administration est venu nous voir ? Non, bien sûr... Avec la vaisselle des patients Covid et non Covid à deux endroits différents. Sans parler de LA douche pour vingt-cinq patients. L'eau inonde systématiquement le couloir. Et tu as vu l'état de la douche ? Il y a de la rouille et la moisissure partout.

On dirait Guantánamo ! J'en peux plus, rien ne fonctionne. On fait des courses interminables pour le matos. Quitte à faire un métier de service, autant avoir l'impression de le faire bien. Je ne suis pas suffisamment payée pour accepter d'être maltraitante.

Elle déroulait les problèmes. La laverie externalisée ramenait le linge une fois sur deux, les patients oubliés dans les couloirs par manque de brancardiers, les plateaux-repas égarés. Le tout créait une ambiance d'effondrement. Nous étions à bout, en permanence, la colère salivait derrière chaque dysfonctionnement. On s'aboyait dessus pour tout. Sans prendre le pas de recul nécessaire pour voir que ce n'était pas toujours la faute de celui d'en face. C'était souvent parce que son binôme n'était plus là. Une guerre des pauvres dans laquelle chaque manquement était jeté à la figure du voisin par peur que ça ne nous retombe dessus.

Je la questionnai, interloqué :

– Tu vas faire quoi ?

– Rien d'abord. On devait partir à Clermont, mais finalement c'est annulé. Je vais d'abord réfléchir à ce que je peux faire d'autre. Et puis, tu sais, en infirmière libérale je gagnerais mon salaire en cinq jours de vaccination. Ici, on n'a même pas le droit d'en faire pour ne pas vider les équipes. Et même quand on en fait en tant que salariés on est payés des cacahuètes. Alors, autant partir. Tout sera plus simple.

Toutes ces histoires d'économie venaient de loin. J'étais interne en première année quand le système de tarification à l'activité fut entièrement mis en place à l'hôpital. On a alors vu débarquer dans les services ces types en costard qui n'allaient pas dans le décor. Au milieu des vitres scotchées au chatterton et de fils électriques pendant dans les couloirs, leur chemise immaculée, leur sourire Colgate et leurs mocassins à gland faisaient tache. On les appelait les « *men in black* ».

Si l'hôpital se laissait déjà aller en ce qui concernait le style, pour les soins on était encore à la pointe. Je dois avouer qu'au départ, je ne me demandai pas vraiment qui ils étaient... Un jour un de mes chefs m'expliqua qu'ils travaillaient pour des boîtes de consulting missionnées par la direction : ils étaient là pour « optimiser » le fonctionnement de l'hôpital. Dans « optimiser », il y a « optimisme », ça avait l'air mignon.

Ils bossaient pour des boîtes comme Capgemini, McKinsey, KPMG et tous les autres professionnels de PowerPoint... Ils étaient là pour qu'on fasse des économies. Selon eux, avec un brancardier au lieu de dix, avec une secrétaire au lieu de trente, avec une infirmière au lieu de trois, tout serait pareil... Ils appelaient cela rationaliser. C'est marrant, j'aurais eu tendance à appeler cela rêver... Une novlangue qui n'était pas sans conséquence puisqu'en quelques années, ils avaient mis nos hôpitaux à genoux...

– Comment te convaincre de rester ?

– Y a pas moyen, dit-elle en éclatant de rire.

L'après-midi arrivait, ils repartaient pour leur tour avec Lorry. Ils formaient un groupe soudé. Leur amitié apportait de la joie à notre équipe. Espérons que lui resterait.

Quelques semaines plus tard, l'hémorragie des infirmières continuait. On fêtait le pot de départ de Lili. Une jeune diplômée qui avait fait ses armes chez nous. Elle avait besoin d'ailleurs. Elle rejoignait sa copine en pneumologie. Elle ne serait pas loin. L'ambiance était guillerette. Discours, discussion, c'était la première fois que je la voyais en civil. Elle avait une chemise à rayures bleues. Ça lui allait bien de ne plus être en pyjama blanc.

Soudain, Leila, notre soignante, vint nous chercher, M. René ne respirait plus. Arrêt cardiaque. Un petit essoufflement et une heure après, c'était le constat de décès.

– Il était bien tout à l'heure, souffla Leila. Je ne comprends pas. Il était allé à la douche. Je l'avais aidé à se raser ce matin. Je ne comprends pas ce qui a pu se passer.

Je la regardais. Ses questions ne s'adressaient à personne. Ni à moi, ni à elle-même. À la fatalité ? À Dieu ? Le rythme effréné des morts grignotait nos vies. Lili, au bout du couloir, récupérait les affaires de son pot. Pas besoin d'insister. Cette année, tout le monde partait.

Cinquième partie

Un monde nouveau ?

Chapitre 1

L'énergie noire.

J'étais sur la terrasse de Benoît, on discutait :

– Faut que je te fasse la révélation du siècle.

– C'est du sérieux ou c'est une connerie ? me répondit-il amusé en ouvrant la bouteille de rouge.

– À toi d'en juger.

– Vas-y, envoie.

– Je t'avais raconté que je m'étais intéressé à l'énergie noire, tu connais ?

– Plus ou moins, mais vas-y.

– En gros, c'est une force énergique hypothétique cherchant à expliquer l'accélération de l'expansion de l'univers. En vrai, personne ne l'a jamais réellement trouvée, mais cette énergie noire expliquerait pourquoi chacune des planètes, étoiles, constellations s'éloignerait de plus en plus vite dans le vide avec une constante d'accélération commune… Les scientifiques ont créé une sorte de force gravitationnelle répulsive pour expliquer cela.

– OK.

– J'avais vu une émission sur les vols qui miment la chute libre…

– Ouais, les vols paraboliques.

– Oui, c'est ça… Et là, allongé sur le dos, j'ai eu ma révélation.

– Précise, parce que là, c'est encore très flou, ton truc.

– Après la propulsion initiale, l'avion avec tout ce qu'il y a à l'intérieur va suivre la trajectoire d'un boulet de canon en chute libre. Du coup, toutes les choses qu'il contient vont tomber avec lui … Toutes à la même vitesse, quel que soit leur poids… L'avion, les passagers, les stylos… Ça mime l'apesanteur, car quand tout tombe tout vole… Là, allongé pendant la nuit, j'ai pensé à la station Mir… Aux gens à l'intérieur… À la terre… À la lune… Au soleil… Et j'ai réalisé que tout était en train de tomber dans l'espace intersidéral… Ils ont l'impression de voler car pour eux aussi : quand tout tombe tout vole… Ils tombent à la même vitesse, avec la même constante d'accélération…

– Ça nous dit pas pourquoi ils accélèrent ?

– Ils sont attirés par ce vers quoi ils tombent…

– Le vide ?

– Attirés par une infinité de vide, exactement. On a toujours associé la gravité à la masse… Mais une infinité de vide, c'est sûrement quelque chose… Et si cette infinité-là exerçait une force gravitationnelle ? Et si l'énergie noire, c'était la gravité du vide ?

– …

– J'ai beaucoup repensé à tout cela cette année… Entre le Covid, l'hôpital, le climat… On se débat dans nos services respectifs, mais en vrai on ne peut rien. Les gens accélèrent, attirés par l'abîme… Ils sont attirés par la gravité du vide…

Benoît leva son verre…

– Dans ce cas, il ne nous reste plus qu'à attendre le moment d'apesanteur, car quand tout tombe… tout vole… Et dans ce que tu viens de me raconter, c'est la seule chose qui vaille.

Chapitre 2

Le printemps arrivait, sans soleil cette année. Nous étions à nouveau confinés. Sur la carte, Paris était rouge, la Seine-Saint-Denis écarlate, comme toujours depuis le début de cette crise. Plus de patients qu'ailleurs… Le Covid n'offrait pas un nouvel ordre mondial, il accentuait les inégalités.

Ma mère fêtait ses soixante-dix ans. Un chiffre rond. Deux anniversaires manqués en deux ans. Impensable d'y aller dans ce contexte. Elle m'envoya une photo d'elle avec Babouche, sa chatte persane de quatorze ans.

Un smiley qui fait la fête. Bisous maman.

Ma famille était loin. J'avais raté les anniversaires de mon frère, de mes nièces, de ma mère. Le Covid, c'était l'esseulement. La disparition des dates du calendrier. Celles qui comptaient. Il n'y avait plus que des lundis.

Ses soixante-dix piges n'étaient pas visibles sur la photo. Je la revois sortant une à une les fourmis de la maison avec une feuille pour ne pas les tuer. Faire tomber un morceau de sucre par terre la contraignait à un déménagement de papier. Et dire qu'on avait limité des gens de son âge pendant cette année de barbarie. Qu'avions-nous fait…

Cette fois, nous n'avions plus les moyens d'augmenter notre capacitaire. Il n'y avait plus de soignants. Les vacataires ne voulaient plus venir. Alors que le gouvernement annonçait des ouvertures de lits en réa, nous ne faisions qu'en fermer. *Idem* dans notre service : impossible d'étendre nos unités Covid comme la première fois. Les cadres annulaient les vacances de ceux qui restaient. Au risque de provoquer de nouveaux départs.

Les gens et les journalistes ne voulaient entendre parler que des variants, l'hôpital ne les intéressait pas... Les gens ne s'intéressaient qu'aux faux problèmes, ainsi va le monde...

De notre côté, notre seule arme a été de transférer.

Nous n'absorbions même pas la moitié du flux de malades. Un échec pour notre hôpital de secteur. Nous étions obligés de renvoyer les autres dans toute l'Île-de-France. Un ballet de sirènes du Samu s'orchestrait depuis nos urgences.

Après deux vagues, nous posions les armes. Cernés et sans soldat, notre hôpital levait son pavillon blanc. Et de transfert en transfert, je voyais l'abandon de notre mission de service public. Nous étions devenus une aérogare. Les patients chez nous étaient en transit. Vu la dangerosité des transferts, je pensais aux huit lits équipés de respirateurs fermés faute de personnel. Quel gâchis.

Le transfert, solution simpliste, n'apporta qu'un soulagement partiel. Les patients en soins palliatifs, les vieux, les grabataires ou les patients peu graves sous un ou deux litres trouvaient facilement des places dans les cliniques du coin. Par contre, ceux dont l'état pouvait se compliquer restaient chez nous.

Les efforts des urgentistes et de l'ARS ne changeaient rien. Ils évacuaient des patients, mais plutôt qu'alléger les prises en charge, nous concentrions les profils à risque dans nos lits. Jeunes sous masque à haute concentration pour lesquels il faudrait de la réanimation en cas d'aggravation... Et quand leur état s'aggravait, il fallait encore les transférer faute de place chez nous. Le pic de la troisième vague, nous le passions au téléphone.

Tout devenait dangereux. Le passage du lit au brancard, la route jusqu'au camion, le passage du brancard dans le camion, la route jusqu'à la réanimation. Changés en fildeféristes, les smuristes travaillaient sans filet.

Au milieu de ces va-et-vient, je revoyais en consultation tous les patients qui avaient survécu grâce aux anti-IL6 un an après. Un an déjà ! Je les faisais revenir pour contrôler leur sérologie et leur scanner pulmonaire. J'étais surpris de les voir si en forme au milieu de leurs remplaçants. L'un d'entre eux, qui avait gardé une peur bleue du virus, était revenu avec un équipement digne du parfait petit chimiste : bien qu'ancien malade et vacciné deux fois, il arborait masque, lunettes, charlotte et des gants Mapa.

Chapitre 3

Je déboulai dans le bureau de Saloua pour prendre des gâteaux. En plus d'être une secrétaire géniale, elle nous préparait tous les matins des pâtisseries. J'avais pris du poids depuis son arrivée.

Elle vivait dans l'un des pavillons de l'hôpital avec son fils. La direction y louait des chambres pour le personnel. Il était juste en face d'un espace squatté par les toxicos. Un vieux bâtiment changé en *crack house*.

À ma consultation en juin, un de mes patients, un ancien toxicomane, m'en avait expliqué son fonctionnement, le sourire jusqu'aux oreilles.

– Docteur, celui qui a pensé à faire le squat dans un hôpital, c'est un malin. En attendant votre consultation, j'ai vu ça... Oh là là docteur, ça m'a rappelé les belles années !! J'ai regardé un peu le passage. Ça débite. Douze passages par heure. Avec de l'héro. (Il éclatait de rire.) Il doit se faire un max de blé. Ça me rappelle le squat à la gare du Nord. Vous voyez, docteur, là où il y a le *McDo* maintenant ? Sous Mitterrand, c'était un énorme squat. Ahaha. Il y avait des règles. Les policiers n'osaient pas entrer. Quand il y avait un mort, on appelait la police. Quand ils étaient là, on le leur jetait dans la rue pour qu'ils le récupèrent. Puis un jour, on a reçu une visite. Ils en avaient marre de nous. Ils nous ont prévenus qu'il fallait dégager d'ici la fin du mois. Ça s'est passé tranquillement. C'est pas comme aujourd'hui. On n'était pas des sauvages. On respectait quand même. On est d'abord partis à la gare de l'Est. Puis à Corentin-Cariou. » Il regardait le néon, derrière ses lunettes de soleil fumées, je voyais ses yeux s'illuminer à l'évocation de ces souvenirs. Il avait les cheveux longs. Une allure d'apache. Il était algérien, mais on aurait dit un Sioux. « Quand même docteur, le mec qui s'est mis là, il est pas con. Olalala. » Je sentais qu'il rêvait d'acide. Une nostalgie d'ancien. « Leurs clients trop défoncés, ils peuvent les déposer direct aux urgences. Il a un hôpital à domicile l'enfoiré ! » Il agitait sa main comme pour dire « ça craint ». « Avec tout ce qu'il gagne, qui sait, il pourrait peut-être vous racheter ?

Effectivement, qui sait… Je rigolais avec lui. Je l'aimais bien ce patient. Toujours plein d'histoires à raconter. Je ne savais jamais le vrai du faux dans tout cela, mais il était sympa.

À la sortie de la consultation, je croise la directrice. Elle connaissait bien ce squat.

– Le problème, me dit-elle, c'est que si on les chasse de là, ils vont envahir l'hôpital. L'histoire n'est pas simple…

– S'ils ne veulent pas partir, on pourrait au moins leur faire payer un loyer, ça nous permettrait d'acheter du matériel, dis-je en rigolant.

Si cette histoire continuait, il allait falloir trouver un autre logement à notre secrétaire. Nous retrouvions notre quatuor de bon matin dans le bureau de Saloua. L'histoire des contraventions connaissait un rebondissement ! Alors que Guilène avait été remboursée en intégralité, Marie se retrouvait convoquée au tribunal pour cinq prunes. Elles débattaient sur les motifs du magistrat. C'était à n'y rien comprendre. La discussion s'animait. Derrière nous, la fille d'une de mes patientes passait dans le couloir, j'allais devoir y aller.

J'avais pris connaissance du dossier de sa mère la veille, un Covid grave. Elle était âgée et fragile. Cela s'annonçait mal. Le père avait été hospitalisé, lui aussi dans la nuit, dans l'unité de rhumatologie. Apparemment son état était bien moins préoccupant.

La fille, brune, boucles d'oreilles dorées, veste vinyle, pantalon noir, ceinture à clous, semblait résolue. Je glissai ma tête dans l'encadrure. Ça parlait fort. Quelques secondes plus tard, Corinne me rejoignit dans le bureau.

– Elle est folle, Benjamin, je te jure ! Mme Sally, tu sais sa maman. Je l'ai vue ce matin, elle n'est pas bien. Je ne suis qu'aide-soignante, mais j'ai l'habitude maintenant. Son état, je te le dis, il est critique. Bah, tu sais pas quoi, sa fille refuse qu'on le dise au mari. Elle va peut-être mourir et sa fille, elle refuse qu'on le dise à son mari, qui est deux chambres plus loin. Mais c'est pas tout. Tu ne sais pas ce qu'elle me dit en plus ? Elle ne veut pas qu'on dise à Mme Sally que son mari est hospitalisé. Elle dit qu'elle a peur que ça l'angoisse encore plus. Mais elle se prend pour qui ? Elle ne peut pas leur cacher ça ! Trente-cinq ans de mariage ! Ils ont le droit de savoir ! Ils ont le droit de se dire au revoir ! C'est pas aux enfants de décider ça.

Corinne avait les larmes aux yeux. Après tout ce qu'on avait traversé, comment faisait-elle pour être toujours aussi empathique ? Je l'admirais. Elle n'avait jamais récupéré le goût et l'odorat depuis le Covid. Elle était toujours là à s'occuper de tous.

– Corinne, j'entends. Mais ce n'est pas à nous de décider pour eux. Je vais essayer de raisonner sa fille.

À vrai dire, je n'avais pas du tout envie d'entrer dans cette histoire.

En pénétrant dans la chambre, je découvris Mme Sally, au fond de son lit, qui commençait à paniquer. Corinne avait raison sur son état. Le masque ne suffisait plus.

– Je ne veux pas mourir, j'ai peur, je ne veux pas mourir.

Je lui caressai les cheveux pour la rassurer. À moins que ce ne soit moi que ça rassurait. Pour me prouver que je n'étais pas encore devenu une coquille vide. J'avais jeté trop de « ça va aller » en l'air. À chaque corps qui partait à la morgue, j'y avais glissé un mensonge. J'avais l'impression d'être devenu un faussaire.

Dans le couloir, j'esquivai les filles pour aller directement dans mon bureau. Je sentais les attentes, mais je ne pouvais y répondre. J'essayais de mettre de côté certains dossiers. Notamment tous ceux avec des thromboses liées au Covid. C'était dingue ce tropisme pour les vaisseaux sanguins. Et puis, ces choses incompréhensibles. En reprenant les dossiers, j'avais l'impression que toutes les formes d'immunodépression ne semblaient pas un facteur de risque de formes graves. Certaines semblaient même être protectrices...

Quelqu'un tapa à la porte. C'était Camille, notre rhumatologue. Elle gérait sept lits de rhumatologie à l'étage. Elle avait tendance à sourire quand elle parlait de choses sérieuses. Elle s'occupait du mari de Mme Sally, qui lui avait demandé des nouvelles de sa femme. Camille se sentait prise en défaut, ça lui posait un problème éthique. Elle était le médecin de M. Sally et pas de sa fille, elle n'avait pas à lui mentir. Sauf si sa femme avait demandé qu'on préserve son secret médical. Mais ce n'était pas le cas.

– Pour le moment, je suis restée floue. Mais la prochaine fois qu'il me pose la question directement, je lui dirai la vérité.

Embourbés dans les mensonges, il était difficile de sortir simplement de la situation sans créer un drame familial.

Avec l'Optiflow, nous allions avoir quelques jours au maximum. Nous étions vendredi soir, le week-end s'annonçait incertain. La fille était toujours dans le couloir. Je l'installai dans le bureau. Trouver les mots pour ne pas l'accabler. Je cherchais à comprendre. Interroger sans juger, c'est parfois difficile.

C'était celle qui s'occupait de ses parents quasiment à plein temps qui bloquait tout. Elle était là avec son fils. L'autre était plus pondérée. C'était inhabituel.

– Je pense que vous l'avez compris, l'état de votre maman est critique. Nous venons de la mettre sous respirateur. Son âge avancé et l'ensemble de ses pathologies font présager le pire.

– Oui, j'en suis consciente. Elle était faible depuis longtemps. Je ne m'attends pas à un miracle.

Elle avait l'air raisonné. Quelque chose clochait.

– Écoutez, j'aimerais comprendre la situation. Votre père est hospitalisé et il souhaite avoir des nouvelles de sa femme. Il paraît que vous ne voulez pas qu'on le prévienne de la gravité de son état. Comprenez que la situation est complexe pour les soignants qui prennent en charge votre papa. Nous lui devons la vérité.

– Mais si on lui dit dans quel état est ma mère, il va se laisser mourir !

– Vous savez, votre papa a quatre-vingt-neuf ans. S'il perd sa femme, il n'est pas impossible qu'il se laisse aller, mais leur cacher la réalité n'y changera rien. Il a toute sa tête, je pense qu'il est en droit d'être informé.

– Je connais mes parents. Je connais mon père. Tout seul, ici à l'hôpital, s'il apprend la nouvelle, il va se laisser aller. Je préférerais attendre qu'il rentre à la maison.

– Votre mère risque de décéder dans les prochains jours. Si ça se produit sans qu'il soit prévenu de la gravité de son état et sans qu'il ait pu la revoir, il risque de mal réagir. Au fait, je voulais vous demander, sont-ils vaccinés ?

Les deux sœurs échangèrent un regard…

– Ils étaient inscrits, mais… Avec tout ce que j'entendais à la télé, j'ai annulé… On n'avait pas assez de recul sur le vaccin. J'ai eu peur. Ils ne sortaient pas de la maison, docteur. Ils ne voyaient que moi. Je leur apportais leurs courses, je vidais leurs poubelles. Tout pour qu'ils ne sortent pas.

– Mais tu as bien fait, Fabiola, tu t'es bien occupée d'eux, ajouta la sœur.

– Il n'y a que moi qui aie pu les contaminer. Je ne vois pas qui d'autre.

Elle parlait vite. C'était une boule de culpabilité. Elle prenait toutes ces décisions par amour pour ses parents, mais dans une période aussi troublée, c'était s'exposer. Avant, les gens laissaient ces responsabilités sur les épaules des médecins. Ils avaient cette soupape. En cas de problème, ils se retournaient contre eux. C'était notre rôle. Aujourd'hui, les gens pensent pouvoir assumer les décisions qu'ils prennent à l'encontre des recommandations. Mais ce n'est pas si simple.

– Vous ne devriez pas prendre toutes les responsabilités pour vos parents. Vous êtes déjà maman, vous travaillez. Laissez-les décider. Ce sont vos parents. Ils vous ont élevée...

– Je sais, mais je sais bien que maman en est incapable. C'est un bébé. Et papa, il est diminué. Il va mourir s'il apprend cela tout seul à hôpital.

– Vous savez, le deuil est plus facile si on peut parler à la personne de son vivant. Le priver de cela ne permettra rien. Pire, il risque d'encore moins supporter la disparition de votre mère dans ces circonstances.

– Peut-être, mais je peux pas, je peux pas.

– Nous pouvons le faire avec vous si vous voulez.

– Écoute-le, il a raison, renchérit sa sœur.

– Ben, t'as qu'à lui dire toi, à papa ! Mais je te préviens : s'il se laisse mourir, ce sera ta faute, pas la mienne !

À présent, complètement paniquée, elle cherchait à endiguer l'hémorragie. Sa culpabilité filait dans tous ses gestes. Elle essayait de la transmettre. À sa sœur, à moi. Elle pensait qu'en la partageant, elle en diminuerait le poids. Je percevais l'enfant en elle. Enfin, je comprenais. Elle avait l'impression d'avoir fait une grosse bêtise. Elle utilisait les secrets et les stratagèmes en cache-misère. Elle ne voulait pas que ses parents l'apprennent.

– Vous portez déjà trop de culpabilité. Ne vous rajoutez pas celle de les empêcher de se dire au revoir. Qu'allez-vous ressentir si, dans deux semaines, il vous dit en confidence « J'aurais au moins aimé la voir » ? Laissez-les décider. Vous êtes la fille, ce sont toujours vos parents. N'inversez pas les rôles. Seriez-vous d'accord pour que votre fils vous cache la vérité avec la complicité des médecins ?

– Moi, ce n'est pas pareil. Je n'ai pas leur caractère. Je suis plus forte. J'aurais besoin de savoir.

– Maman, tu ne supporterais jamais que je te fasse ça, intervint son fils.

– Non, pas ce soir… Pas ce soir… Demain… Oui, demain.

En dissimulant la vérité, elle mettait un oreiller sur ses fautes supposées. Elle voulait se prémunir d'une ultime déception parentale grâce aux silences. Elle n'y était pour rien évidemment… Tant de choses ont été dites dans cette crise. Comment y voir clair ? Mais à ce moment, j'aurais apprécié que les personnes qui avaient plaidé contre la vaccination rendent un jour des comptes à ces familles.

Sandrine m'appela, Mme Sally désaturait. Je retournai voir sa fille.

– Vous n'aurez peut-être pas jusqu'à demain. C'est maintenant ou ça ne sera peut-être jamais. Si j'insiste, c'est pour vous à présent. Votre papa et votre maman ont leur vie derrière eux. Mais accepterez-vous de vivre la vôtre en ajoutant une culpabilité supplémentaire ?

Elle était hésitante…

– Demain on le fera, là je ne peux pas, demain, demain...

Chapitre 4

Fin avril, la marée diminuait, charriant ses derniers patients… La troisième vague disparaissait sans la liesse de la première fois. Nous ne croyions plus à une vie sans lui. Le jour de la réouverture des terrasses, perfide, Covid nous envoya deux patients en réanimation. L'un de soixante-six ans, l'autre de trente-sept ans. Le transfert du plus jeune fut très compliqué.

Je repensai à notre urgentiste de trente-neuf ans. Ça faisait près de deux mois qu'elle était intubée en réanimation. On venait d'apprendre qu'elle avait fait un accident vasculaire cérébral.

Pendant que les Français débouchaient le champagne sur les terrasses, eux cherchaient encore de l'air.

Nous nous retrouvions tous les quatre, Elena, Guilène, Marie et moi, toujours aussi soudés, et pourtant nous avions tous changé. Même si nous partagions encore nos sourires, pour ne pas nous infliger nos souffrances, nous n'étions plus les mêmes. Nous clôturions la fin d'un interminable cycle, sans projet ni énergie pour en ouvrir un nouveau. La réouverture des terrasses nous donnait l'espoir de profiter de la vie à nouveau, mais en serions-nous encore capables ?

Et si j'allais rejoindre la file des nombreuses décompensations psychiatriques ? Comme ce prêtre, Gabriel. Après son intubation et sa sortie de réanimation, il était persuadé d'être Marc, un frère imaginaire qu'il s'était inventé. « Mais je vous dis que mon frère Gabriel, qui était prêtre, est mort, moi je suis Marc ! » Il en était tellement certain qu'on avait fait des vérifications. Mais une secrétaire, qui le connaissait de sa paroisse, nous avait confirmé son identité. Y a des trucs bizarres dans cette maladie. Un autre patient était persuadé qu'il était chez lui, que nous avions décoré son appartement comme un hôpital. Il nous prenait pour des squatteurs très bien organisés. Pourtant, il ne présentait aucun symptôme de ce genre avant. Sans parler de celui qui voyait des poutres lui tomber dessus du ciel… Nos unités Covid ressemblaient parfois à des salles de psychiatrie. Quant à moi, je me demandais si j'étais toujours Benjamin…

Guilène, de son côté, donnait toute son énergie pour le centre de vaccination. Elle travaillait en tandem avec un ami scénariste qui aidait à la gestion du centre pour deux mois en attendant que son activité reprenne. Elle refusait l'idée qu'une quatrième vague de patients non vaccinés envahisse l'hôpital.

Elena, qui tenait depuis un an le service à bout de bras contre les décisions aberrantes qui étaient devenues notre quotidien depuis la fin de la concorde et de la première vague, était épuisée. Elle rêvait de province et de vacances.

Marie voyait son procès se terminer. Elle en sortait ébranlée. Il n'y eut pas de tape sur l'épaule pour lui dire qu'elle avait bien bossé. Administratifs, directeurs de groupements territoriaux recevaient des médailles et des légions d'honneur sans être jamais venus sur le terrain. Tandis qu'elle reçut une convocation au tribunal et un jugement pour toute manifestation de l'État durant cette crise. C'était difficile à avaler.

– Quand je suis arrivée au tribunal, il n'y avait autour de moi que des gens dans une misère sociale pas croyable. Je trouvais la juge plutôt sympa. Elle devait avoir mon âge, habillée pareil, j'avais la sensation qu'elle et moi, hors contexte, on aurait pu être copines. J'avais prévu ce que je voulais dire. Parler de la crise, de la charge de travail, du stress en allant bosser. J'étais jugée pour cinq contraventions. À peine avais-je commencé à parler que la juge me dit : « Oui enfin, moi aussi j'ai bossé pendant le confinement, je n'ai pas fait d'excès de vitesse. » Ça m'a complètement déstabilisée. J'imagine, ça doit être dur d'être magistrat. Mais elle ne pouvait pas comparer ses conditions de travail pendant le confinement et les nôtres... Elle m'avait coupé l'herbe sous le pied. Je ne savais plus quoi dire... Vous savez comme je suis à l'aise en public. Du coup, je me mélangeais un peu les pinceaux. J'ai essayé de parler des morts tous les jours, de cette maladie qu'on ne connaissait pas. J'ai quand même squatté l'appartement de ma voisine pendant deux mois... J'avais trop peur de contaminer mon mec et mes gosses. Tout en retournant bosser au milieu des patients qui crevaient chaque matin, la tête dans les procédures. Elle me coupa encore la parole pour me dire : « Je sais bien, la souffrance des soignants, ça va, je connais, j'ai vu tout ça à la télé... » J'étais sidérée. Elle s'en foutait. Pourtant je la sentais bien, franchement, on avait le même âge, le même style, mais elle s'en foutait. Vous savez, ça m'a fait comme les gens dans ce documentaire. Qui revenaient de la guerre.

– Marie, tu vas un peu loin là.

– Oui, non, d'accord. Je ne dis pas qu'on a vécu la guerre, mais c'est juste que dans ce documentaire, à la fin du conflit, les gens ne voulaient pas entendre parler de leur témoignage. Ils ne voulaient pas entendre leur souffrance. Fin de la guerre, on tire le rideau sur les atrocités qu'ils ont vécues. Dans le documentaire, ils montraient ça. Comment ils s'étaient retrouvés mis à l'écart de la société car plus personne ne voulait entendre parler de leurs problèmes… Ben là, j'avais l'impression d'être un rescapé devant cette juge.

– Attends Marie. Tout le monde s'en fout peut-être de ce qu'on a vécu, mais bon, on a juste fait notre métier dans des conditions difficiles. C'est tout. Ça n'a rien de comparable.

– Sur la souffrance, bien sûr que non. Mais… Je délire, laissez tomber.

– Et du coup, tu as eu quoi ?

– Ils m'ont retiré trois des contraventions. Je dois en payer deux majorées par contre. Ce qui est bizarre, c'est que je les avais toutes payées déjà. Quand je le lui ai dit, elle a fouillé dans ses papiers en disant que ce n'était pas possible, si je les avais payées, je ne serais pas là. Faut que je retrouve les bordereaux.

Elle repartit dans son bureau. Elle qui avait toujours été si organisée, si carrée, ne trouvait plus rien. Dans son dossier, elle avait mis les amendes de Guilène à la place des siennes…

Chapitre 5

– Benjamin, ils ne peuvent pas nous forcer à nous vacciner. Je suis aide-soignante depuis vingt-cinq ans. Y en a marre. Quand il fallait aller en première ligne pour aller s'occuper des patients, on n'a jamais rechigné. Je me suis exposée à l'inconnu. J'ai exposé mes enfants. Mais il pense quoi là ? Pendant que les gens gagnaient trois fois mon salaire à ne rien faire ! Pendant que moi, je m'exposais en première ligne, face à la maladie, j'ai chopé le Covid avec les patients. Personne n'est venu me dire bravo. Ça tombe bien, je m'en tape des bravos. Quand je pense que c'est la directrice du GHT à qui ils ont donné la Légion d'honneur. La blague. Qui était là le soir quand j'avais peur de le transmettre à mes gamins ? Quand je galérais pour faire les courses avec ma paye de misère ? Je ne pouvais pas les faire garder, je n'ai pas les moyens. Qui était là quand j'avais peur et que j'ai continué à bosser, je suis venue tous les jours ? Et là, maintenant, ils veulent me forcer… Non Benjamin, ils ne peuvent pas me forcer. Je ne vois pas pourquoi je devrais m'injecter en plus. Il n'y a plus personne qui veut bosser pour l'hôpital public. Ils vont faire quoi ? Me virer ? En vrai, je suis déjà immunisée, tu sais bien qu'on n'a jamais de patients hospitalisés qui ont déjà fait le Covid, alors franchement il veut quoi, le gouvernement ? À un moment, on va se rebeller. Et là, personne ne va comprendre. On ne peut pas juste se faire écraser toute la journée. Moi, j'en ai marre qu'on me prenne pour une conne. Il n'y a jamais d'argent pour nous, mais pour les autres, ils en trouvent. Par contre, pour nous donner des ordres, y a du monde. Je ne suis pas leur paillasson !

Nous sortions de cette vague ébranlés moralement. Les seuls moments simples, je les vivais les jours où je vaccinais avec de l'AstraZeneca. Les gens qui venaient se faire vacciner avec l'Astra étaient souvent les plus agréables. La couche la plus pondérée de notre population. Je rêvais d'une colonie d'êtres humains faite de ces gens. On s'installerait quelque part sur une île loin des autres. C'était le meilleur moyen de choisir ceux que je voulais sur mon arche. Les autres : les « Je ne veux que le Pfizer. Vous êtes sûr que c'est celui-là ? Je peux voir le flacon ? », les « Non, je connais mon corps, le vaccin n'est pas fait pour moi », ou les « J'attends encore un peu qu'on ait du recul... ». Parce qu'ils avaient du recul sur quoi ? Ils attendaient des nouvelles d'où ? De Twitter ou d'Instagram ?

Autour de moi, mon frère médecin avait été vacciné à l'Astra, ma mère, Benoît également. Le jour où je me suis fait vacciner, nous n'avions que du Pfizer... Je n'aurais pas le droit à une place sur mon arche... C'était une erreur de calendrier... Les Astra, ce sont les pionniers, les plus ouverts, les moins égoïstes ! Loin de la multitude qui ne comprend rien, mais qui sait tout… S'il vous plaît Astra, laissez-moi venir dans votre colonie.

À plus d'un an du début de cette crise, j'étais au fond d'une déprime larvée. Mon couple avait explosé. Pour l'appartement, je ne savais pas comment on allait faire. J'avais la tentation de tout quitter. Mieux, de démissionner pour revenir prendre des gardes bien payées dans mon hôpital et des journées de vaccination cette fois-ci en libéral. Juste par vengeance.

Abandonner les équipes, revenir en mercenaire. Je ne serais plus là tous les jours. Deux jours de garde de vingt-quatre heures pour toucher mon salaire, et le reste du temps : ne rien faire…

Cette crise, à un moment, j'ai cru qu'elle était une aubaine pour l'hôpital. Tu parles. Les dépenses sanitaires furent tellement mal dirigées. Le dépistage de masse a vidé les caisses. Des PCR en *open bar*. En plus, ils venaient de faire passer dans l'été la recherche de variant systématiquement chez les patients positifs… Cent euros, c'est cadeau !

Ces recherches systématiques ne servaient à rien : ni dans l'isolement, ni dans la prise en charge. Aucun intérêt de faire de l'épidémiologie sur autant de prélèvements. Ça donnait juste l'illusion de l'action. Pendant qu'on continuait à générer des millionnaires en PCR avec l'argent public, on foutait un coussin sur la tête de l'hôpital. Je repensais à Nadège, Leila, Corinne, Cathy qui avaient dû faire la vaisselle à la main pendant les trois mois de la crise pour une pièce cassée qui coûtait le prix d'une PCR…

Je me remémorai une conversation que j'avais eue avec la copine d'un ami qui travaillait pour une boîte de *consulting*.

– Les dépenses de santé sont trop importantes. Les médecins étaient trop loin des réalités économiques.

– « Réalité » et « économie » dans la même phrase ? Mais tu parles de quoi ? Tu ne dois pas bien connaître la réalité pour pouvoir les associer ! L'argent est une fiction, la mort ne l'est pas.

« Vivant ou mort ? », « S'il est vivant, souffre-t-il ? ». Ma réalité ne sortait pas ces deux questions.

Je pensais à ces flics qui se faisaient flinguer dans le désintérêt général, à ces profs menacés et moqués. À notre collègue urgentiste de trente-neuf ans finalement décédée après trois mois de réanimation. La fonction publique prenait si cher. Partout où l'État posait son drapeau, cela puait la défaite. Dès que les gens parlaient des fonctionnaires, c'était pour s'en plaindre. À quel moment la population a-t-elle commencé à nous haïr elle aussi ? À quel moment est-ce devenu cool de nous taper dessus pendant qu'on se tapait tout le sale boulot ? Ciblés systématiquement par les uns qui se plaignaient d'être ensevelis sous les charges, et par les autres qui voyaient en nous l'oppression de l'État. L'État, lui, dès qu'il pouvait, réduisait nos moyens dans l'approbation générale. Nous étions le bouc émissaire des insuffisances collectives. Et pendant que les uns et les autres râlaient sur nos privilèges, ils cultivaient une colère coupable envers nous.

Je regardais le ciel parsemé de nuages. L'été arrivait à nouveau. Revoir du monde me ferait du bien. Marre de ressentir tout, tout seul. Enfermé dans la solitude… Quand plus aucun interrupteur ne s'enclenche ou ne s'éteint sans qu'on le fasse soi-même. Je rêvais d'entrer à nouveau dans une salle de concert ou chez un ami, de ressentir l'ambiance électrique des rires, des désirs.

Je décidai de poser une semaine de vacances, pour me balader, pour écrire tout ça. Je traversai le pont de l'île Saint-Louis. Je crois que c'était la première fois que je le traversais en journée de ma vie... Quatorze ans de vie à Paris. J'avais laissé mon existence entre parenthèses tout ce temps.

Pourquoi ? Pour apprendre à faire du diagnostic auprès des meilleurs ? Finalement, je voyais l'intégralité de ce travail exploser sur une maladie.

Au début de la pandémie, je voulais un appartement plus grand, une meilleure carrière... Je me sentais tellement loin de tout cela. J'étais sans croyance, sans envie, sans attente. Bizarrement, je trouvais cette sensation réconfortante. La paix de n'être débiteur de rien m'apportait en repos ce qu'elle ôtait aux perspectives.

La fête de la Musique arrivait. J'avais envie d'y aller pour voler un peu d'énergie aux autres. Olivier, Nathan et moi formions une petite équipe. On déambulait entre Strasbourg-Saint-Denis et la rue des Petites-Écuries. De la musique jaillissait d'une fenêtre à côté du métro Château-d'Eau. Les gens dansaient dans la rue. Voir la foule dehors, sans masque, ça me faisait plaisir. Illusion d'un retour à la vie d'avant. Comme s'il ne s'était rien passé. Depuis un an, nous guettions un futur de la qualité de notre passé. Au milieu, nous avions collectivement laissé filer le présent.

Vers vingt heures, une petite averse rafraîchit l'air estival. Ça dansait toujours, épris de liberté. Je ne sais pas pourquoi, je fus subitement pris d'une sensation de mal-être intense...

Ma tête n'y arrivait pas. Je me sentais lesté. Au milieu des conversations avec mes amis, des visages ou des paroles de patients me revenaient. Puis l'image de leur corps froid lors des constats de décès.

Mon référentiel avait basculé vers le macabre. Les gens fêtaient la vie. J'en sentais le réconfort sans la chaleur. Le temps gommerait ces sensations, sûrement. La légèreté m'était précieuse.

Chapitre 6

Quand la quatrième vague arriva, l'hôpital était mort.

C'était principalement une vague de non-vaccinés. Je pensais que je serais énervé par ces nouveaux patients, mais en fait pas du tout. Certains, en sortant de réanimation, se cachaient encore sous la couette pour ne pas être vaccinés... Ils avaient peur, je n'essayais plus de convaincre. L'hôpital, par contre, me préoccupait. Le faible flux de patients Covid sur notre région ne nous empêchait pas d'être sous pression... Neuf lits Covid sur l'hôpital : trois en réanimation et six en salle. Les deux cent vingt lits dédiés de la première vague semblaient n'être plus qu'un mirage. Impossible de faire plus, le personnel était parti, plus personne ne voulait venir, on tirait le rideau. On se remettait à transférer pour deux patients aux urgences sans l'aide de l'ARS, fermée elle aussi.

Aux Antilles et en Polynésie, mes collègues m'ont fait part de scènes de guerre atroces, comparables à celles que l'on avait connues au tout début. Cinquante patients à mettre en réanimation pour deux places... Une fois que le réanimateur avait intubé le patient de vingt-cinq et celui de trente ans, on ne pouvait plus rien pour ceux de quarante ans... Les zones non immunisées payaient un lourd tribut.

Quand j'ai voulu me porter volontaire, l'administration de notre hôpital avait été contraint d'activer le « plan blanc » (qui consiste à faire revenir le personnel de vacances, pour faire face habituellement à des catastrophes sanitaires, comme des attentats). Cette fois-ci la raison était inédite, le manque de personnel. Les services étaient à moitié fermés ; les patients, pas plus nombreux que d'habitude, coincés aux urgences. Alors qu'on pensait avoir touché le fond : le départ de vingt-quatre infirmières nous a forcés à dérouter provisoirement nos urgences sur d'autres hôpitaux... Pendant que les gens manifestaient toutes les semaines contre le passe sanitaire, notre hôpital agonisait dans le désintérêt général...

Didier Raoult avait finalement joué le rôle du chiffon rouge dans cette crise. En nourrissant la colère de la population sur des thématiques fallacieuses, en faisant du bruit autour de l'hydroxychloroquine, ou des vaccins qui ne devaient pas fonctionner, il a facilité la tâche du gouvernement. En occultant les vrais problèmes, ceux qui ennuient réellement nos dirigeants – l'effondrement de l'hôpital public, les conflits d'intérêts entre les médecins et la Sécurité sociale – on empêche la recherche de solutions. C'est à se demander s'il n'est pas meilleur comédien que professeur.

Je n'étais pas forcément pour ce passe sanitaire. Je le trouvais trop paternaliste. Je n'aime pas l'idée qu'on dise à une personne non vaccinée : « Tu es privée de sortie ! » En traitant les gens comme des enfants, comment pouvions-nous espérer obtenir des comportements d'adultes ? Forcément, ça n'a pas loupé, on a vu les gens débouler avec des drapeaux :

« C'est une atteinte à ma libeeeeerté !!! » Gaminerie... Et les feux rouges ne sont-ils pas des atteintes à nos libertés ?

L'immunité collective étant une fiction maintenant que les variants sont capables d'infecter des personnes immunisées, le principal problème de ne pas être vacciné, c'est d'exposer le système sanitaire à des phénomènes de saturation hospitalière... étant donné que la société propose gratuitement la vaccination, plutôt qu'un passe sanitaire, j'aurais proposé un choix responsable aux gens. Une personne ayant déjà eu le Covid et qui a donc peu de risques de développer une forme grave devrait pouvoir dire : je ne me ferais pas vacciner. Sans être privée de liberté. Par contre, si elle se trompe, étant donné que son hospitalisation risque de saturer l'hôpital et d'empêcher la prise en charge des autres patients, il serait normal qu'elle en assume les conséquences. C'est-à-dire payer sa prise en charge. Pourquoi les impôts de tous devraient-ils payer une décision personnelle ?

Quand j'ai commencé à dire cela dans les médias, on m'a répondu que c'était injuste. Les gens ont comparé cela à faire payer la chimiothérapie à un fumeur. Le problème n'a rien à voir. L'hôpital n'était pas saturé de cancers du poumon... Les fumeurs paient tout le long de leur vie des taxes sur chaque paquet. Et en général, ils ne coûtent pas cher en retraite étant donné leur espérance de vie... On compare comme toujours l'incomparable.

Nos hôpitaux périphériques vont être les premiers à mourir... Bizarrement on doit être ceux qui coûtent le moins cher, c'est pourtant là où se font les premières économies.

La fermeture de nos hôpitaux publics entraînera mécaniquement une augmentation des prix des consultations et des hospitalisations dans le privé. Les dépassements d'honoraires vont devenir très importants... Comme partout ailleurs où le public n'est plus compétitif : au Cambodge, aux États-Unis, au Brésil... Préparez-vous. C'est ce qui se profile...

Cet effondrement des hôpitaux se prépare depuis au moins vingt ans... « La plus haute forme d'espérance, c'est le désespoir surmonté. » J'emprunte cette phrase à Bernanos. Le pire n'est jamais certain et nous devons nous préparer au probable avec l'instinct du possible. Le possible, c'est à nous de le dessiner. Pour survivre, nous allons devoir nous inspirer du Covid et ses variants, être capables de muter... Montrer notre résilience et notre capacité d'adaptation. Être capables de nous réinventer collectivement.

Conclusion

Depuis des semaines, j'attendais cette consultation avec appréhension. C'était pour moi cette fois-ci. L'oncologue devait me délivrer mon test génétique. Seul face à l'écran, je trouvais que le monde moderne manquait cruellement de chaleur. Son visage apparut dans une petite fenêtre. Je cherchais dans son expression la réponse à mon angoisse. C'est un métier de détails, la médecine. Chaque soupir compte.

– Bon, j'ai reçu votre test génétique, nous n'allons pas tourner autour du pot, vous êtes négatif.

Négatif, négatif… c'est positif, ça ?

Je devais avoir l'air perplexe car elle enchaîna :

– Vous ne portez pas le gène familial qui a causé le cancer du pancréas de votre cousine. Vous êtes négatif comme votre frère. Votre père a bien fait les choses.

J'étais sonné. Je découvrais que j'avais passé quinze ans de ma vie persuadé d'en connaître l'issue. Je m'étais construit un monde précaire de descendance maudite et de projection à court-terme. Cela me donnait le vertige. En rentrant à vélo, les larmes troublaient ma vision. J'étais libéré. Pas uniquement de cette épée de Damoclès, mais d'un sentiment pernicieux dont je n'avais pas conscience : j'en voulais à mon père. Je lui en voulais d'être parti trop tôt, d'avoir changé sa bienveillance en menace. Un nouveau cycle s'ouvrait. C'était déstabilisant et grisant. L'inconnu effaçait la prédestination. C'était sûr à présent, le pire n'est jamais certain.

Ce virus inconnu de notre immunité a « centimé » la population à travers le globe et va continuer de le faire. « Centimé », le mot n'est pas choisi par hasard : avec une létalité de 1 %, si on lui laissait finir sa course sans entrave, nous serions à sept cents millions de morts…

Après un premier cycle d'immunisation, la mortalité va chuter… Et elle continuera de baisser au fil des immunisations successives, qu'elles soient vaccinales ou infectieuses… Cela, j'en suis convaincu. Nous apprendrons, nous et lui, à vivre en bonne intelligence. Le pire, dans nos pays massivement vaccinés, est déjà derrière nous. À présent faisons preuve de solidarité. Donnons des doses ou cassons les brevets afin que l'ensemble de l'humanité puisse se protéger. Ne laissons pas les crises mondiales engendrées par la pandémie nous revenir sous la forme de conflits.

Ce n'est plus le moment de faire l'étalage des insuffisances de cette année, où le tragique a souvent tenu la dragée haute à l'ordinaire. Je rêverais, le temps d'un instant, d'être un démiurge de jeux vidéo et d'appuyer sur le bouton pause pour qu'on prenne ensemble ce moment. Juste un moment suspendu, volé à l'actualité continue et à la litanie de contradictions, de tourbillons émotionnels et disparates, de peurs, qu'elle transporte avec elle. Dans cette compétition acharnée de clic et d'audience, pourquoi la peur fait-elle vendre autant ? Je n'en sais rien, mais dans notre monde de marchands, on fait grossir les peurs comme des tumeurs, jusqu'à ce que toute notre société soit contaminée par ses métastases. Violence, meurtre, attentat, extrémismes. Un temps suspendu, voilà ce qu'il nous faut, comme une main tendue entre sagesse et lenteur.

Nous avons tellement de questions à résoudre. Nous allons avoir besoin de nous creuser les méninges. D'écrire du neuf, plutôt que de ressortir des idéaux rances que je vois poindre çà et là… On voit surgir un obscurantisme 2.0 sur les réseaux sociaux… Des théories négationnistes de tout, illogiques au possible, hallucinantes. Gardons la tête froide, ne laissons pas les lignes de faille entre nous nous fragmenter encore plus… Retrouvons un horizon. Je crois aux lumières de la science, et à la sagesse antique. Éros, dieu de l'amour, n'était-il pas fils de l'abondance, *poros*, et de la pauvreté, *penia* ? Remettons l'amour au centre de nos tensions. Remettons de l'équité dans le système.

L'humanité est bonne si on la croit bonne. Mauvaise si on la pense mauvaise. Nous sommes le miroir de nos propres convictions. Si nous devons trouver des solutions à cette crise, ce sera par l'entrecroisement de nos regards. Il va surtout falloir accepter que les problèmes soient aussi complexes que les solutions. Tant qu'on se bercera de simplicité, aucun des défis que nous allons devoir mener ne pourra être résolu. Sortons du diktat de la paresse, et faisons l'éloge de la complexité. Pour ma part, j'ai simplement assisté à l'effondrement de mon hôpital sur fond de crise sanitaire.

Un soir, en partant, j'ai reconnu M. Arthur. Il était le premier patient que j'avais pris en charge à mon retour de congé maladie. Le premier que j'avais mis sous anti-IL6 l'année passée. Le premier que j'avais échangé pour une place en réanimation. Je l'ai suivi, il allait en consultation de pneumologie. Il allait bien. Il tenait son journal sous le bras. Il était à un an et demi de son passage en réanimation... Il n'a jamais su l'étendue des questions et des paris qui se cachaient derrière sa survie. Il marchait, tranquille, en cherchant son chemin dans le dédale de notre hôpital. Quand on s'est croisés, il ne m'a pas reconnu.

En le voyant, j'ai senti se dénouer quelque chose en moi.

Cette force, que j'ai découverte en moi à cette occasion, c'est une haute opinion du bien commun. J'y crois, à mon corps défendant, plus qu'au reste. J'apprécie la médecine dans ce qu'elle m'apporte de connaissances en mouvement, de contact humain... Mais, en fait, ce que je préfère en elle, c'est ce qu'elle apporte aux gens quand elle est gratuite et pour tous : une paix sociale. Cette paix indispensable aux autres hommes afin qu'ils puissent réfléchir et réinventer le monde demain.

Je vois autour de moi des amis, des collègues, des patients pris dans les mêmes questions. Qui veulent eux aussi s'éloigner des promesses de plaisir consommable afin de trouver autre chose. Du sens.

C'est un pari difficile dans ce monde sans boussole. Le plaisir individuel ne permet plus de fédérer notre société. On la laisse se déliter sous nos yeux. Ne laissons pas faire l'inertie. Bien sûr qu'il faut du plaisir, du confort. Mais ces notions doivent s'inscrire après la convivialité et la solidarité. Il est temps de penser collectivement. Il nous faut enchanter l'avenir.

J'ai réalisé cette année que les Hommes avaient besoin de croire, bien plus que je ne l'imaginais. Mais quand le modèle proposé ne satisfait plus notre quête de sens, les croyances s'éparpillent. Nous avons besoin d'un nouvel idéal pour nous unir. En attendant, nous nous perdons dans des positionnements clivants, nous sabordons le tout, au risque de nous exposer aux dérives totalitaires. Est-ce réellement ce que nous souhaitons ?

Sans me bercer d'illusion, je reste persuadé que l'espoir d'un nouveau système, d'une nouvelle organisation, pourrait apporter un nouveau souffle.

La santé est un bien commun. Nous le savions. Ne l'oublions pas. Cette crise Covid a changé la donne. Le monde n'est plus le même. Nos hôpitaux ont eu du mal à rester debout après la tempête qu'ils ont connue. Il est temps de se poser ensemble pour réfléchir à leur avenir… Ne rien faire, c'est agir.

Aujourd'hui, il est difficile d'endiguer l'hémorragie du personnel soignant. C'est devenu impossible dans les spécialités à acte. Comment faire pour les garder ? Souhaitons-nous conserver des hôpitaux publics compétents ou de vagues dispensaires ? La question doit être posée. La déliquescence de l'hôpital public vient surtout de l'indifférence. C'est sans doute le système entier qui est à revoir. Mais, Lui, l'hôpital, cette bâtisse allumée jour et nuit, concentrée sur sa tâche, le soin de tous, ne doit pas être déjugé pour des problèmes d'organisation. Il est un acteur majeur de notre société. Je n'ai pas forcément les solutions. Mais au moins, ouvrons le débat ! Ne passons pas sous silence une inexorable chute qui changerait nos vies à tous.

Tout n'est pas noir. Quand je vois mes nièces, les enfants de mes amis, j'ai bon espoir. Cette génération est plus sensible aux problèmes du monde. Ils entrevoient mieux que nous les solutions pour demain. « Ne pas se chagriner », disait Galien après l'incendie de Rome. Il y aura toujours une partie de la population qui restera sidérée par les flammes, et une autre partie qui sera prête à reconstruire sur les cendres… Soyons les seconds. Prenons un horizon : le bien commun. Une énergie : la sincérité. Nos générations mêlées doivent prendre leurs responsabilités. Il est temps d'apaiser les enfants en nous. Temps d'apaiser le monde pour nos enfants… Reconstruisons ensemble.

C'est peut-être cela, le rôle du médecin : apaiser, soigner, maintenir la vie coûte que coûte. Nous sommes pas faits pour insulter l'espoir. Nous sommes là pour donner du temps aux gens. Il y a dans chaque heure de vie sauvée un potentiel.

M. Arthur quittait l'hôpital. J'étais heureux que l'ensemble de nos combats, questions, essais, angoisses, cauchemars, ait abouti à cela… Qu'il puisse lire le journal et réfléchir au monde, vivant.

Il trouvera peut-être des réponses pour nous tous…

Cet ouvrage a été réalisé sous la direction d'Ambre Rouvière
Correction : Nord Compo Multimédia
Composition : Nord Compo Multimédia
Conception graphique de la couverture : Nord Compo Multimédia
Photo de couverture : © Alys Thomas

Depuis 2009, Prisma Media met en place une politique d'achat éco-responsable. Ainsi, près de 100 % du papier de nos magazines est certifié PEFC (gestion durable des forêts). La fabrication des livres des Éditions Prisma s'inscrit également dans cette démarche.

Dépôt légal : novembre 2021 – n° d'impression 98882
Achevé d'imprimer en France par : Imprimerie Floch